颈腰痛康复丛书

颈腰痛诊疗与康复

DIAGNOSIS TREATMENT AND REHABILITATION OF NECK AND LOW BACK PAIN

主　　编　袁　华　赵晨光

副主编　李　宁　王　虹　孙晓龙

编　　者（按姓氏笔画排序）

　　　　　王　虹　王　鹏　王　薇　王宏斌

　　　　　田　飞　孙　玮　孙晓龙　李　宁

　　　　　赵晨光　郗　宵　袁　华　袁鸿儒

　　　　　琚　芬　惠　楠

作者单位　中国人民解放军空军军医大学西京医院

中国出版集团有限公司

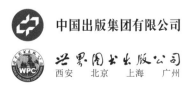

世界图书出版公司

西安　北京　上海　广州

图书在版编目（CIP）数据

颈腰痛诊疗与康复 / 袁华，赵晨光主编 . —西安：
世界图书出版西安有限公司 , 2023.9
（颈腰痛康复丛书）
ISBN 978-7-5232-0414-6

Ⅰ . ①颈… Ⅱ . ①袁… ②赵… Ⅲ . ①颈肩痛—
诊疗 ②腰腿痛—诊疗 ③颈肩痛—康复 ④腰腿痛—
康复 Ⅳ . ① R681.5

中国国家版本馆 CIP 数据核字（2023）第 175780 号

书　　名　**颈腰痛诊疗与康复**
　　　　　JINGYAOTONG ZHENLIAO YU KANGFU
主　　编　袁　华　赵晨光
策划编辑　胡玉平
责任编辑　李　娟
装帧设计　新纪元文化传播
出版发行　**世界图书出版西安有限公司**
地　　址　西安市雁塔区曲江新区汇新路 355 号
邮　　编　710061
电　　话　029-87214941　029-87233647（市场营销部）
　　　　　029-87234767（总编室）
网　　址　http://www.wpcxa.com
邮　　箱　xast@wpcxa.com
经　　销　新华书店
印　　刷　西安雁展印务有限公司
开　　本　787mm×1092mm　1/16
印　　张　11.5
字　　数　200 千字
版次印次　2023 年 9 月第 1 版　2023 年 9 月第 1 次印刷
国际书号　ISBN 978-7-5232-0414-6
定　　价　78.00 元

医学投稿　xastyx@163.com　‖　029-87279745　029-87285296
☆如有印装错误，请寄回本公司更换☆

序 言
Preface

　　随着生活节奏的加快和工作方式的改变，颈腰疾患的发病人数越来越多，发病年龄也日趋低龄化，颈腰痛已成为临床最为常见的一类疾病。颈腰痛发病率高、容易复发，严重影响人们的日常工作和生活质量，长期疼痛甚至会给患者造成严重的心理负担。

　　在颈腰痛的诊治过程中，不同的群体关注点也不尽相同。临床医生关注诊断、用药及手术治疗，康复医生关注患者功能障碍、康复治疗及预防方案的制订，康复治疗师专注于物理因子治疗及运动疗法的实施，而颈腰痛患者则更加关心如何进行颈腰部的日常保健和疾病预防。

　　本系列丛书创新性地针对康复医生、康复治疗师以及广大患者的相应需求编写，涵盖了颈腰痛的预防、诊疗、康复和颈腰强健的内容。《颈腰痛诊疗与康复》重点面向康复医生，《颈腰痛康复治疗技术》重点面向康复治疗师，《颈腰痛运动治疗手册》则重点介绍患者及广大群众自我保健的运动方法。本系列丛书内容丰富、文字简明扼要、通俗易懂，并且配有大量的图片和视频，读者可以通过手机扫码随时随地观看，科学实用，便捷直观，非常契合颈腰痛从防到治、防治一体的治疗原则。相信本系列丛书将会为颈腰疾病患者提供全方位、全周期的健康服务。

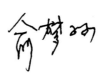

颈腰痛是最为常见的慢性运动系统损伤性疾病，临床上多以疼痛为主要表现。大多数患者颈腰痛是由不良姿势、退行性改变及外伤等原因引起。颈腰痛会严重影响患者的日常生活和工作，降低生活质量，给患者的家庭和社会带来沉重负担。目前，颈腰痛诊疗方面的书籍，特别是系统性介绍颈腰部基础解剖知识，颈腰痛的诊断、评估、康复治疗和预防的书籍较为缺乏。为此，笔者结合多年临床诊疗体会，并借鉴国外治疗经验，编写了《颈腰痛诊疗与康复》一书。

本书详细介绍了与颈腰痛相关的解剖、生物力学、脊柱生理退变与病理过程等基础知识、颈腰痛相关辅助检查和相关评定量表，以及颈腰痛物理治疗的作用机理、适应证及禁忌证，系统阐述了导致颈腰痛的主要疾病，如颈腰急性损伤、肌肉劳损、关节突综合征、颈椎病、腰椎间盘突出症及其他相关疾病的病因、诊断要点、康复评定、康复治疗（包括药物治疗、物理因子治疗、运动疗法），内容丰富翔实，方法实用有效。

本书内容新颖、通俗易懂，文字简明扼要，图片制作精良，具有很强的可读性、实用性和可操作性，非常适合骨科、康复科、疼痛科及基层医院医生、治疗师和护理人员阅读参考。

书中不足和纰漏之处，敬请广大读者批评指正。

编　者

郑重声明

由于医学是不断更新和拓展的学科，因此相关实践操作、治疗方法及药物应用都有可能改变，希望读者审查书中提供的信息资料及相关手术的适应证和禁忌证。作者、编辑、出版者或经销商不对书中的错误或疏漏以及应用其中信息产生的任何后果负责，关于出版物的内容不作任何明确或暗示的保证。作者、编辑、出版者和经销商不就由本出版物所造成的人身或财产损害承担任何责任。

目录

Contents

第四篇　颈腰痛常见疾病的诊断及康复治疗

第一篇
基础知识

I

第一章
脊柱及周围结构的应用解剖

第一节　概　述

脊柱区包括脊柱与其周围的椎间盘、韧带等软组织结构。脊柱位于人体躯干正中，由24个椎骨及骶骨、尾骨组成，上接颅骨，下达尾骨尖，分为颈、胸、腰、骶、尾5个部分（图1-1-1）。

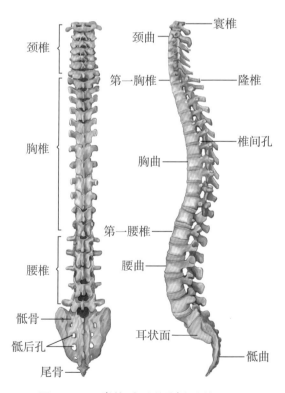

图 1-1-1　脊柱后面观及侧面观

椎骨由椎体、椎弓及椎弓伸出的突起（棘突、横突、关节突）构成。相邻椎体之间有椎间盘连结。椎弓位于椎体的后方，以椎弓根与椎体相连结，相邻 2 个椎骨在椎弓根处形成椎间孔。椎体和椎弓共同围成椎孔，各个椎骨的椎孔连成自上而下贯穿脊柱的椎管，以容纳脊髓及脊髓被膜。椎板之间、横突之间和棘突之间分别有韧带连接。此外，自枕骨至骶骨，各个椎体前后和棘突上分别有前纵韧带、后纵韧带和棘上韧带 3 条较长的纵行韧带将各个椎体牢固地连结在一起（图1-1-2）。

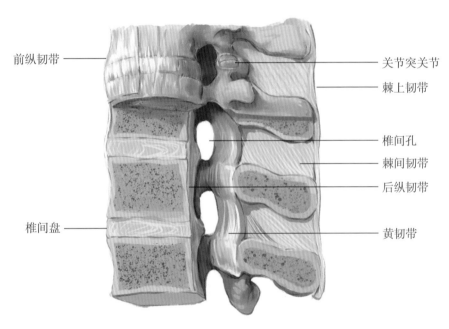

前纵韧带

椎间盘

关节突关节

棘上韧带

椎间孔

棘间韧带

后纵韧带

黄韧带

图 1-1-2　脊柱的韧带

成人脊柱正面观：可见各个椎体、椎间盘呈一直线排列。椎体自上而下逐渐增宽，而自骶骨岬又迅速缩窄，这是由于椎体的负荷逐渐增大，经骶骨耳状面将负荷下传，以适应人体负重需要。椎间盘自上而下渐增厚。脊柱后面观：正中可见一由椎骨棘突连续排列形成的纵嵴。颈椎棘突短而分叉，以近水平位向后伸；胸椎棘突细长，上部斜向后下，中部近垂直向下，下部胸椎棘突渐呈水平位；腰椎棘突呈板状，水平向后伸出。侧面观：可见脊柱呈 S 形，分为颈、胸、腰、骶 4 个生理弯曲（图 1-1-1），其中，颈曲和腰曲凸向前，胸曲和骶曲凸向后。这些生理弯曲可明显增加脊柱的稳定性和弹性，并且为缓冲人体剧烈运动所产生的纵向震荡提供强大的结构基础。

人体脊柱中立位时，重力线在脊柱区经枢椎齿突，向下经过第二胸椎、第十二胸椎、第五腰椎到达第二骶椎前方（图1-1-3）。

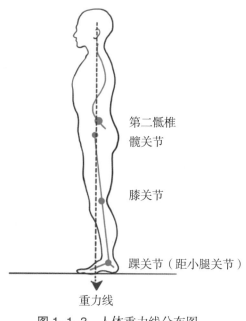

第二骶椎

髋关节

膝关节

踝关节（距小腿关节）

重力线

图1-1-3　人体重力线分布图

脊柱作为人体支撑体重、传导应力的重要结构，可为整个躯干提供垂直方向上的稳定性，同时还担负着连结上下肢的协调运动、保护脊髓、神经根及胸腹腔脏器的作用。

第二节　椎骨的解剖

在幼年时，脊柱可分为7节颈椎、12节胸椎、5节腰椎、5节骶椎和4节尾椎，成年后骶椎和尾椎融合，分别形成骶骨、尾骨。除寰椎、枢椎及尾椎外，其余椎骨的解剖结构基本相似。

椎骨由椎体和椎弓共同构成。椎体是椎骨的主要承重部位，为短柱状骨块，表面为薄层骨密质，内部为骨松质；椎弓与椎体连接部位稍细，称为椎弓根，上下各有一切迹，分别为椎骨上下切迹，椎骨上下切迹参与构成椎间孔，脊神经走

行其中。椎弓后部呈板状的结构为椎板，由椎弓发出 7 个突起，分别为：左右各
1 个横突、后方 1 个棘突及椎弓上下各 1 对突起，即上下关节突。

一、颈　椎

颈椎有 7 节，除寰椎、枢椎、隆椎外，一般颈椎椎体较小，椎弓根较窄，横突宽短，
具有横突孔（图 1-1-4）。横突孔为颈椎的特有结构，其中有椎动脉、椎静脉和
交感神经椎动脉丛走行。

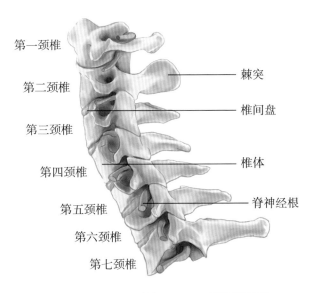

第一颈椎

第二颈椎　　　　　　　　　　　　　棘突

　　　　　　　　　　　　　　　　　椎间盘
第三颈椎

第四颈椎　　　　　　　　　　　　　椎体

第五颈椎　　　　　　　　　　　　　脊神经根

第六颈椎

第七颈椎

图 1-1-4　颈椎侧面观

第一颈椎又名寰椎，寰椎无椎体，可分为前弓、后弓和两个侧块，其横突短小，
末端不分叉。前弓后部有齿凹与枢椎齿突形成寰枢关节（图 1-1-5）；两个侧块
分别与枕骨形成寰枕关节。

第二颈椎又名枢椎，上部有一齿突，寰椎围绕齿突做旋转运动（图 1-1-6）。
在少年时期，枢椎齿突与椎体间存在软骨板，其后随年龄的增长而逐渐骨化。枢
椎棘突末端尤其发达，可作为检查颈椎序数的标志。

第七颈椎又名隆椎，其横突孔较小，一般无椎动脉通过。棘突较长且末端不
分叉，常被作为体表骨性标志。

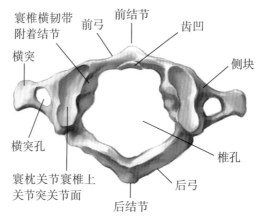

图 1-1-5　寰椎上面观

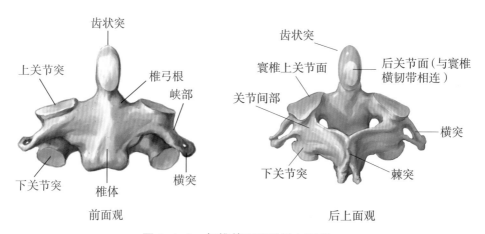

前面观　　　　　　　　　　后上面观

图 1-1-6　枢椎前面观及后上面观

二、胸　椎

人体有 12 块胸椎，椎体呈短柱状，其横切面呈心形，前后径较横径略长。胸椎的椎弓根短细，椎孔较小，棘突较长，伸向后下方。横突为圆柱状，其末端呈钝圆形（图 1-1-7）。T1 椎体与颈椎相似，其棘突长，呈水平位。T12 近似腰椎，棘突呈水平位而末端圆钝，横突短小。

三、腰　椎

人体有 5 块腰椎，椎体高大，可支撑头部、躯干和上臂的重量。椎弓根粗大，

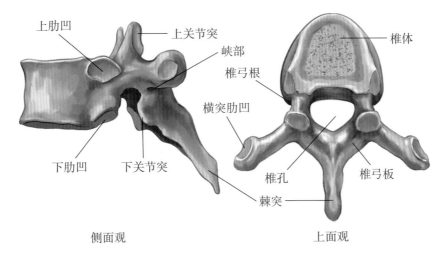

侧面观 　　　　　　　　上面观

图 1-1-7 胸椎椎骨侧面观及上面观

椎骨上切迹较浅，椎骨下切迹宽且深，椎弓板较胸椎宽短且厚。棘突水平伸向后，下角可有分叉。横突薄而长，前后扁平（除 L5 外），伸向后外方，其中 L3 横突较长。位于上下关节突之间的椎弓为峡部，峡部断裂可引起脊柱失衡，导致椎体滑脱，从而引起腰腿痛（图 1-1-8）。

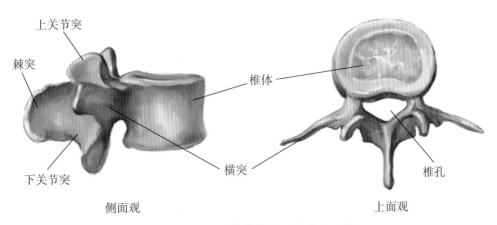

侧面观 　　　　　　　　上面观

图 1-1-8 腰椎椎骨侧面观及上面观

四、骶骨的解剖

骶骨呈三角形，基底部朝上，尖端朝下，由 5 个骶椎融合而成，是脊柱骨中最坚韧的骨块，两侧与左右髋骨相关节，将脊柱的重量传递至骨盆。

骶骨前面光滑凹陷，S1 椎体锋利的前缘称为骶骨岬，中部 4 条横线是各骶骨椎体相融合的痕迹。横线两侧有 4 对骶前孔，内通骶管，其内有骶神经前支及血管走行。

骶骨中线处为骶正中嵴，由棘突融合形成。下端为骶管裂孔，呈三角形，硬膜外腔阻滞麻醉可经此孔。骶正中嵴外侧有一列骶关节嵴，下端为骶角，两侧骶角之间为骶管裂孔。骶正中嵴两侧可见 4 对骶后孔，骶神经后支及血管走行其中。

在骶骨外侧部，耳状关节面与髂骨之间形成骶髂关节。后方有粗糙不平的骶骨粗隆，为韧带附着处。骶骨尖端狭小，垂直向下形成骶骨尖，与尾骨相关节（图 1-1-9）。

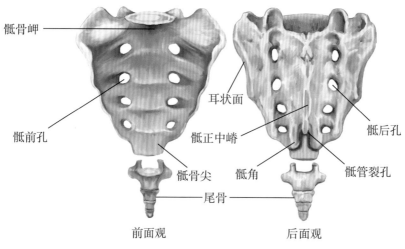

图 1-1-9　骶骨、尾骨前面观及后面观

五、尾骨的解剖

尾骨为一较小的三角形骨块，由四块融合的尾椎组成，其底部与骶骨尖构成骶尾关节（图 1-1-9）。

第三节　椎骨的连结

除了寰枢椎连结和骶尾骨连结外，人体椎骨的连结还包括椎体间和椎弓间连结。椎体间连结分别为椎间盘、前纵韧带和后纵韧带连结；椎弓间连结可分为关节突关节以及有关韧带连结（图 1-1-2）。

一、椎体间连结

（一）椎间盘

人体脊柱中有 23 个椎间盘，成人椎间盘的厚度约为其相邻椎体的 1/3，其厚度在中胸部最薄，由此向上下逐渐增厚。椎间盘是由髓核、纤维环和软骨板构成的一个纤维软骨盘，位于两个椎体之间的一层与椎体紧密结合的无血管组织中（图1-1-10A）。中央部为髓核，髓核是一种富于弹性的半透明胶状体，含水量较高，可随所受压力改变其形状、位置，髓核被软骨板、纤维环包绕固定，髓核在其中滚动，可将所受压力传递到纤维环及软骨板，具有吸收、传递外力的作用。当软骨板或纤维环破裂时，髓核就从其中脱出，压迫相应神经根，从而导致疼痛、肢体无力等症状（图 1-1-10B）。

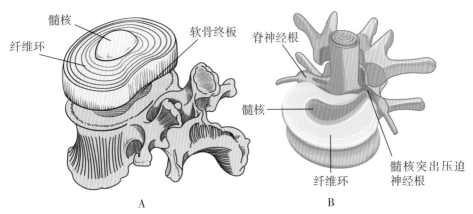

图 1-1-10　A. 椎间盘结构示意图。B. 髓核突出示意图

椎间盘的生理功能与其形态、部位、组成及结构有着密切的关系，总的来说，椎间盘的功能有以下几个方面：①保持脊柱的高度；②椎间盘受到外力压缩或牵伸，当外力解除后，椎间盘能迅速恢复其受力前的形状，可保持脊柱的稳定性；③当脊柱受到外力作用时，椎间盘可使椎体表面受力均匀；④当受到外力作用或机体颠簸时，椎间盘能够缓冲、吸收震荡，减轻或避免对脊柱、脊髓造成损伤；⑤由于椎间盘的弹性作用，可协调、控制脊柱的各种活动；⑥使侧方关节突之间可以保持一定的距离；⑦维持椎间孔的大小，避免神经根受压和损伤；⑧维持脊柱的

生理曲度；⑨承受体重及动力性载荷；⑩保护脊柱后柱的组织。

椎间盘以其独特的结构而具有缓冲震荡的作用，可保护椎骨免于承受过高的压力，是连结和支持椎体的主要结构，同时也是脊柱负重和进行各个方向运动的关键结构。椎间盘具有较强的可塑性：当椎间盘在受到挤压后，其内的压力可均匀地传递至邻近椎骨（图1-1-11）；当压力撤除，椎间盘会迅速恢复到其原始前负荷长度。该机制可使脊柱多个结构共同分担压力，避免单一结构上的小块区域承担高度压力，因此椎间盘既可在较小负荷下保持灵活性，又能在较大负荷下保持稳定性。

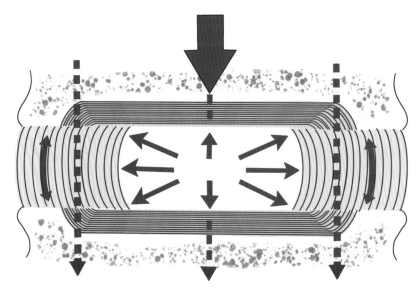

图1-1-11　椎间盘压力传递机制示意图

（二）前纵韧带

前纵韧带附着于枕骨基底部及包括骶骨在内的所有椎体和椎间盘的前面，与椎间盘前缘紧密结合，坚韧厚实，可起到加固椎间盘前侧，稳定脊柱并限制脊柱过伸的作用（图1-1-2）。

（三）后纵韧带

后纵韧带位于椎体后部的椎管内，在脊髓前方自枢椎下行达骶骨，其长度与前纵韧带相当。后纵韧带与椎体相贴的部分宽度较细，而紧贴椎间盘处则略宽，其深层纤维与椎间盘后侧的纤维穿插交错，具有加固椎间盘后侧、限制脊柱过度前屈及防止椎间盘向后脱出的作用（图 1-1-2）。

二、椎弓间连接

（一）关节突关节

关节突关节为平面关节，由相邻两椎骨的上、下关节突构成。颈段关节囊较松弛，关节面的水平角自上而下逐渐增加，其运动较自由；胸段关节囊较紧张，关节面呈冠状位，可允许胸椎做微小的回旋运动；腰段的关节囊较厚，关节突呈近矢状位，其前、后分别由黄韧带、棘间韧带加强，回旋受限而允许脊柱做侧屈、屈伸运动。

（二）韧　带

1. 黄韧带

黄韧带是位于相邻两椎骨的椎弓间的富于弹性的纤维结缔组织（图 1-1-2）。由一系列成对韧带组成，位于脊髓最后侧，分布于整个脊柱，与椎板共同构成椎管后壁。黄韧带在颈椎部位宽且薄，胸椎部位窄而略厚，腰椎节段最厚，在脊柱屈曲时提供循序渐进的阻力，还可防止椎间盘突出而导致的脊髓损伤。

2. 横突间韧带

横突间韧带位于上下两椎骨的横突之间，在颈部常缺如，在胸部呈索状，在腰部呈膜状，发育较好。

3. 棘间韧带

棘间韧带位于相邻两椎骨的棘突间，颈部发育较差，胸部窄长而腰部宽厚（图 1-1-2）。

4. 棘上韧带

棘上韧带细长而坚韧，起自颈 7 棘突尖部，止于骶正中嵴，在胸腰骶部与棘突末端紧密贴合，而在颈部呈板片状，称为项韧带（图 1-1-2）。

三、寰枕关节和寰枢关节

寰枕关节和寰枢关节是位于脊柱上端与颅骨间的骨性连结，合称为寰枕枢关节。

寰枕关节是椭圆关节，由枕骨髁和寰椎上关节窝构成，可使头部侧屈、屈伸，该关节前方、后方、外侧分别为寰枕前膜、寰枕后膜、寰枕外侧韧带。

寰枢关节包括中央的寰枢齿突关节及两侧的寰枢外侧关节，主要参与旋转运动，还可进行小幅度的侧屈和屈伸运动。

第四节　脊柱周围的肌肉

人体脊柱灵活有余而稳定不足，其中受力最大的部位是 L4、L5 和 S1。为适应生理需要，肌肉互相交叉排列，既可使脊柱负重、保持稳定，又能以最小的做功达到最大的效应。肌肉是人体运动的动力结构，各个肌肉的互相配合可使脊柱产生屈、伸、侧弯、旋转等运动。人体无论是处于静止还是运动状态都离不开肌肉的作用。

分布于脊柱周围的肌肉有两种：一种是肌肉起止点的一端或两端附于脊柱者；另一种是起止点均不附于脊柱，但收缩时可引起脊柱运动的肌肉。根据肌肉所在的位置，可大致分为前群、外侧群和后群，其中最为发达的是后群肌肉。

一、前群肌肉

前群肌肉数量少、体积小，位于脊柱颈段，包括颈长肌、头长肌、头前直肌和头侧直肌。

1. 颈长肌

颈长肌位于颈椎和上 3 个胸椎椎体的前方，可分下内侧、上外侧。双侧收缩可使颈部做前屈运动，单侧收缩可使颈部做侧屈运动。

2. 头长肌

头长肌位于颈长肌上方，起自 C3~C6 横突，斜向上内止于枕骨基底部下面。两侧收缩可使头部做前屈运动，单侧收缩可使头部做同侧屈曲运动。

3. 头前直肌和头侧直肌

头前直肌和头侧直肌位于寰椎与枕骨间，其中头前直肌位于内侧，头侧直肌位于外侧，两者均为小肌。

二、外侧群肌肉

外侧群肌肉在颈部为斜角肌，在腰部为腰大肌、腰小肌和腰方肌。

（一）斜角肌

斜角肌由前、中、后斜角肌三部分构成。当颈椎固定时，斜角肌可使双侧肋骨上提以辅助吸气。当肋骨固定时，两侧同时收缩可使颈椎做前屈运动；单侧收缩可使颈椎屈向同侧，并微转向对侧。

（二）腰大肌、腰小肌和腰方肌

1. 腰大肌

腰大肌位于腰段脊柱两侧，属于为髋内肌群。起自T12、上4个腰椎椎体和椎间盘的侧面，以及全部腰椎的横突。该肌束向下与髂肌结合而构成髂腰肌。髂肌为屈髋肌，同时还有内收和外旋髋部的作用，下肢固定时则可牵拉骨盆前倾以辅助弯腰，与其他肌肉共同维持髋关节及躯干的稳定。腰大肌可屈曲、外旋大腿，大腿固定时可使脊柱腰段及髋关节屈曲。

2. 腰小肌

腰小肌位于腰大肌的前面，肌腹小而腱较长。与腰大肌共同作用可使脊柱弯曲。

3. 腰方肌

腰方肌位于脊柱两侧的腹腔后壁，为长方形扁肌，其内侧为腰大肌，后侧为竖脊肌。腰方肌可增强腹后壁力量，两侧收缩使第12肋下降并固定膈肌脚以辅助吸气，还可稳定躯干；一侧收缩则可使脊柱侧屈。

三、后群肌肉（图1-1-12）

1. 斜方肌

斜方肌位于项部和背部，呈三角形。起自上项线、枕外隆凸、项韧带和全部胸椎棘突，纤维向外止于锁骨的肩峰端、肩胛冈和肩峰。该肌肉上部收缩可外旋肩胛骨，下部收缩可下降肩胛骨，两侧同时收缩可使肩胛向脊柱靠拢。肩胛骨固定时，可使头颈部后仰。

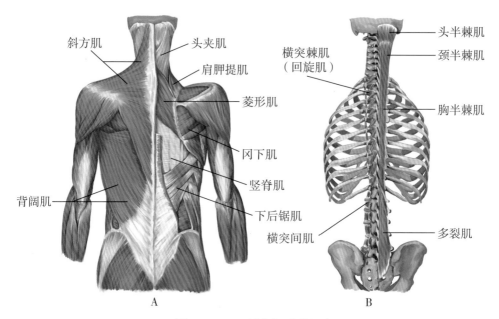

图 1-1-12　颈背部后群肌肉

2. 背阔肌

背阔肌位于腰背部，是全身最大的阔肌。该肌肉收缩可使上肢做后伸、旋内和内收运动。其下部肌纤维可下拉肱骨，使其向下。当肱骨固定时，一侧收缩可使脊柱向同侧屈曲，两侧共同收缩可上提躯干。

3. 肩胛提肌

肩胛提肌位于斜方肌深面，起自上 4 个颈椎横突，向下止于肩胛骨内侧角和脊柱缘的上部。该肌肉可使肩胛骨上提，当肩胛固定时，双侧同时收缩可使颈部后仰，单侧收缩可使颈部侧屈。

4. 竖脊肌

竖脊肌为一组纵行长肌群，是人体最强大的背肌，尤其在腰部。下端起于骶骨、腰椎棘突、髂嵴后部和腹背筋膜，沿脊柱两侧向上走行。该组肌肉双侧收缩可使脊柱做背伸运动，单侧收缩可使脊柱做侧屈运动。

5. 横突棘肌

横突棘肌包括半棘肌、多裂肌和回旋肌，位于竖脊肌正下方。半棘肌位置比较浅表，多裂肌位于中间层，回旋肌位于深面。单侧收缩可使腰椎向对侧旋转，双侧收缩可有固定脊柱及轻微背伸的作用。

6. 横突间肌和棘突间肌

横突间肌位于相邻两椎骨横突间，单侧收缩可侧屈腰椎，双侧收缩具有稳定脊柱的作用。棘突间肌位于相邻两椎骨棘突间，颈部发育较好，其他部位偶见。

四、其他相关肌肉

除了上述的肌肉以外，尚有部分肌肉虽不起于或止于脊柱，但与脊柱运动有关，如腹直肌、腹内斜肌、腹外斜肌等（图 1-1-13）。

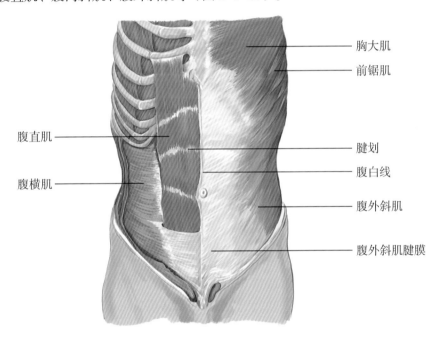

图 1-1-13　腹直肌、腹内斜肌、腹外斜肌

1. 腹直肌

腹直肌位于腹壁前正中线的两侧，起于第 5~7 肋软骨及剑突，止于耻骨结节，被腹直肌鞘包被。腹直肌具有保护腹部脏器的作用，还可使胸廓前倾从而使腰椎前屈。

2. 腹外斜肌和腹内斜肌

腹外斜肌起自下位 8 个肋骨外面，后部止于髂嵴，中、前部移行为腱膜，构成腹直肌前鞘，在腹中线与对侧相交连，腹内斜肌位于其深面。一侧腹外斜肌和对侧腹内斜肌收缩可使脊柱转向对侧，双侧腹内、外斜肌共同收缩可使腰椎前屈，同侧腹内、外斜肌收缩可使脊柱倾向同侧。

腹内斜肌、腹外斜肌及腹直肌在脊柱的运动中起着至关重要的作用。当人体重心前移时可明显减轻脊柱压力负荷，尤其在弯腰负重时，腹肌收缩可支持脊柱，还可拉紧腰背筋膜，从而使竖脊肌更好地发挥作用。

第五节　脊柱的筋膜

为了使肌肉能够充分发挥其功能，广泛覆盖于人体肌肉表面的筋膜不仅能够稳固肌肉的起点，还能够对肌肉起到保护作用。筋膜包绕着肌肉、肌群、血管、神经和贯穿身体的致密结缔组织，其内含紧密规则排列的胶原纤维，同时它又是一种感受器官。筋膜可分为浅筋膜（皮下筋膜）、深筋膜（肌肉组织中的筋膜）、内脏筋膜。本章节主要介绍肌肉组织中的筋膜，即深筋膜。

肌肉的筋膜中含有为肌肉提供营养的神经和血管。筋膜中还含有大量的感受器，将信息从肌肉中传递至大脑。筋膜中的感受器可以分为以下 4 种类型：鲁菲尼小体（Ruffini corpuscle）、帕奇尼小体（Pacinian corpuscle）、高尔基腱器官（Golgi tendon organ）、游离神经末梢（free nerve ending）。这些感受器都属于机械刺激感受器，可将与肌肉器官或者身体部位的伸展、运动和位置相关的信息传递至神经系统，其中鲁菲尼小体的主要作用是能够敏感捕捉持续的、逐渐变化的、持续不断的压力性刺激，并对这些相对逐渐增强的刺激做出反应，例如，来自按摩或者健身操的缓慢拉伸的刺激。帕奇尼小体主要感受快速变化的压力、震动或刺激。当运动或者刺激长时间不变，帕奇尼小体将不再做出反应。高尔基腱器官位于肌腹和肌腱的连接处，仅对肌肉的主动运动做出反应。肌腱受到牵拉时，高尔基腱器官可降低肌肉张力，以免肌腱和关节因承受过大负荷而劳损。游离神经末梢与自主神经系统相连，主要负责非自主的运动或活动，可感受压力、疼痛和温度刺激。

脊柱的周围覆盖许多筋膜，主要包括椎前筋膜、项筋膜和胸腰筋膜等。

一、椎前筋膜

椎前筋膜覆盖于颈深肌群上，是项筋膜的组成部分，位于颈椎椎体的前侧，起于颅底，向下移行逐渐终止于胸内筋膜。椎前筋膜与颈椎骨膜之间的间隙为椎前间隙，其内有颈长肌、头长肌及交感神经干（图1-1-14）。

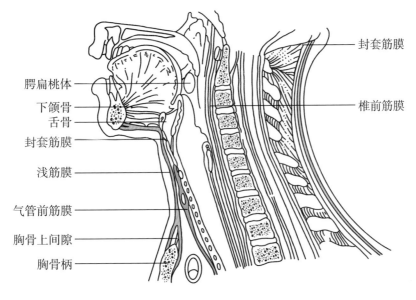

腭扁桃体
下颌骨
舌骨
封套筋膜
浅筋膜
气管前筋膜
胸骨上间隙
胸骨柄

封套筋膜
椎前筋膜

图 1-1-14 椎前筋膜

二、项筋膜

项筋膜起于枕骨上项线，覆于颈部肌群的表面，包括头夹肌、项夹肌和头半棘肌，逐渐下行附着在项韧带、第七颈椎及上位胸椎棘突，并向下移行终止于胸腰筋膜。其深面覆盖于颈部各肌肉表面并将其彼此分隔形成纤维鞘。

三、胸腰筋膜

胸腰筋膜又称腰背筋膜，主要覆盖于脊柱后群肌肉表面，也是诸多肌肉的起始点，包括背阔肌、腹内斜肌和腹横肌腱膜等。在维持骶髂关节、腰背部机械稳定性方面具有重要作用，是全身最强大的筋膜之一，可分为浅、深两层（图1-1-15）。

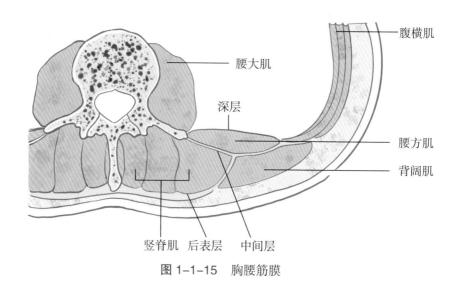

图 1-1-15 胸腰筋膜

1.浅 层

浅层起自腰椎和骶椎的棘突、棘上韧带及髂嵴，位于背深肌的背面，向上移行于项筋膜，向下附于髂嵴、骶外侧嵴。浅层在胸背部较薄，在腰部因有下后锯肌、背阔肌的起始腱加强而较厚。浅层和深层两层筋膜在竖脊肌肌外缘结合而形成宽阔的腱膜，是腹内斜肌、腹横肌的起点。

2.深 层

深层起点位于腰椎诸横突，走行于竖脊肌与腰方肌之间。其上部附着于第12肋下缘，增厚形成腰肋韧带，限制第12肋的活动，附着于髂嵴；内层附于腰椎横突。内外层融合以构成腹肌的起点。腰方肌筋膜前层与腹横筋膜相连续，后层与腰背筋膜深层相连。腹内筋膜表面覆盖着一层腰大肌筋膜移行形成筋膜鞘，向下与髂肌筋膜腔相连续。

第六节　脊柱的周围结构

一、骶髂关节

人体躯干和上肢的重量通过骶髂关节传到下肢，而下肢以及坐骨结节所受外力需通过骶髂关节传到躯干。骶髂关节也是承重力最大的关节之一。骶髂关节是骶骨与髂骨的耳状面间形成的滑膜关节，关节周围有韧带加强。其前侧有骶髂前韧带，后侧面有骶髂后韧带。除上述韧带外，尚有髂腰韧带、骶结节韧带、骶棘韧带等，这些韧带具有加强骶髂关节的稳定性、限制其运动的作用。骶髂关节为微动关节，在躯干屈伸活动中可沿冠状轴作前后方向的旋转运动（图 1-1-16）。

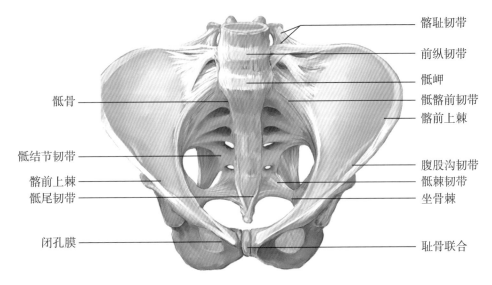

图 1-1-16　骶髂关节

二、梨状肌与坐骨神经

1. 梨状肌

梨状肌位于髋关节的后上方、臀大肌深面。大腿外旋和外展主要由梨状肌收缩来完成。梨状肌上缘与坐骨大孔间的间隙为梨状肌上孔，臀上神经和臀上动静脉从此穿过。梨状肌下缘与坐骨大孔间的间隙为梨状肌下孔，其中有坐骨神经通过。梨状肌与坐骨神经的关系包括下图中 6 种类型（图 1-1-17）。最常见的是 I 型，约占 60.5%。

2. 坐骨神经

坐骨神经通道（坐骨神经盆腔出口）是指坐骨神经穿出盆腔至臀部的一段肌、骨、纤维性管道。向上处于盆腔后壁，向下位于闭孔内肌腱的下缘。由于各种原因导致此通道狭窄时，可造成通过的坐骨神经受压，引起坐骨神经水肿，导致疼痛。

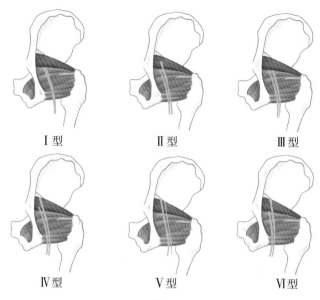

Ⅰ型　　　　　　Ⅱ型　　　　　　Ⅲ型

Ⅳ型　　　　　　Ⅴ型　　　　　　Ⅵ型

图 1-1-17　梨状肌与坐骨神经

三、脊神经

　　脊神经有 31 对，除 C1~C7 的颈神经由相应椎骨上方的椎间孔穿出外，C8 神经由 C7 下方的椎间孔穿出，T1 以下脊神经由相应椎骨下方的椎间孔穿出椎管。脊神经穿出椎间孔后即分为前支、后支（图 1-1-18）。

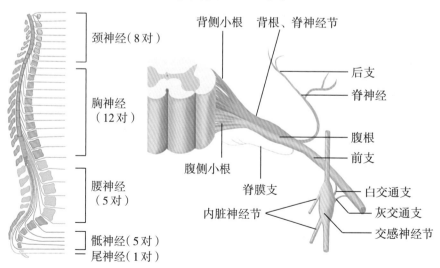

图 1-1-18　脊神经

四、交感干与交感神经丛

（一）交感干

交感干位于脊柱两侧，由交感神经干、神经节和节间支相互连接而组成。由于位于椎旁，这些交感节又统称为椎旁节。

1. 颈交感干

颈交感干位于头长肌和颈长肌浅面，椎前筋膜的深面，有 3 个交感神经节，分别为颈上、颈中、颈下神经节。

2. 胸部交感干

胸部交感干位于胸椎两侧，左右各由 10~12 个神经节以节间支互相连接构成。

3. 腰部交感干

腰部交感干位于脊柱与腰大肌之间的沟中，由 4~5 个神经节及其节间支组成。

4. 盆部交感干

盆部交感干位于骶骨前面，在骶前孔的内侧，有 2~3 对骶节和 1 个尾节，发出灰交通支至骶、尾神经，有小分支加入盆丛。

（二）交感神经丛

各部交感节除发出分支附于动脉表面组成动脉丛（如颈内动脉丛、颈外动脉丛、椎动脉丛等）外，在胸、腹、骨盆部也可发出分支组成一些重要的神经丛。

第七节　脊柱及其周围结构的体表投影与定位

一、骨性标志

1. 棘　突

椎骨的棘突位于人体躯干背部正中的纵沟内。C2 棘突末端分叉，可在枕骨下方扪及骨性突起。C7 棘突较长，多不分叉，低头时可在项背交界处扪及一骨性隆起。当人体直立并保持双上肢自然下垂时，双侧肩胛冈内侧端的连线通过 T3 棘突，双侧肩胛下角的连线与 T7 棘突相平。两侧髂嵴最高点的连线通过 L4 棘突或 L4、L5 腰椎棘突间隙。

2. 椎 骨

脐水平线相当于 L3，两侧髂后上棘间的连线平对 S1 椎体。

3. 横 突

L3 横突末端在竖脊肌外侧缘与第 12 肋交角处或稍向下按压即可触到。

4. 关节突

用力按压棘突两侧时可扪及串珠状的隆起，为关节突。

5. 骶管裂孔

骶管裂孔呈尖向上的三角形，位于骶正中嵴的下端，其两侧的隆起为骶骨角。

6. 髂后上棘

沿髂嵴向后至髂嵴末端肥大处可扪及一处隆起，即髂后上棘。

二、肌隆起及体表投影

1. 梨状肌

在髂后上棘与尾骨尖做一连线，中点即为梨状肌出口的体表投影，在该点的上 2cm、下 1.5cm 各做一点，再以股骨大转子尖为一点，三点连线所形成的三角形区域即为梨状肌的体表投影（图 1-1-19）。

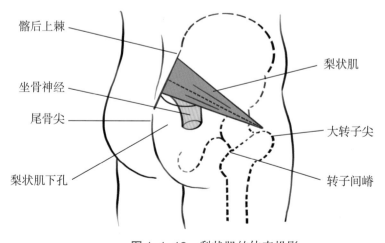

图 1-1-19 梨状肌的体表投影

2. 竖脊肌

脊柱棘突两侧的纵形隆起，即竖脊肌的肌隆起。在腰部可扪及其外侧缘。

三、神经的体表投影

1. 臀上皮神经

臀上皮神经分 3 支，在此仅介绍其中支的体表投影。以竖脊肌外缘与髂嵴相交处为一点，在臀中部距第三骶椎棘突处旁开 13cm 处为一点，两点的连线及其至臀股沟处的延长线为臀上皮神经中支的体表投影（图 1-1-20）。

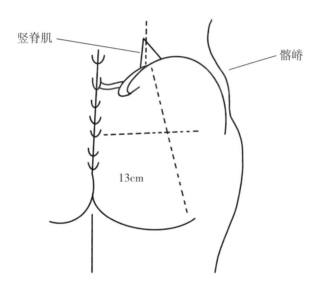

图 1-1-20　臀上皮神经中支的体表投影

2. 坐骨神经

坐骨神经的体表投影定位方法有以下几种：①在股骨大转子与髂后上棘两点之间做一连线，该线中点下方 3cm 处即为坐骨神经干；②股骨大转子与骶尾联合之间做一连线，坐骨神经干在该线中点外侧 0.5cm 或在中点上；③股骨大转子与坐骨结节连线的内、中 1/3 交界点；④髂后上棘与坐骨结节连线中点外侧 3cm 处（图 1-1-21）。

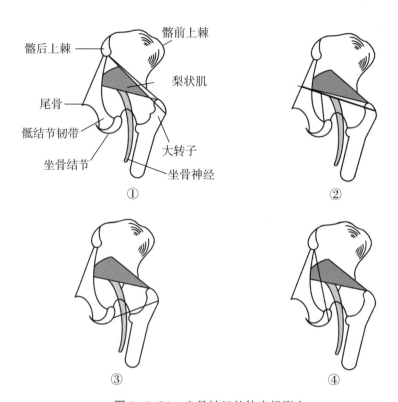

髂后上棘
髂前上棘
梨状肌
尾骨
骶结节韧带
坐骨结节
大转子
坐骨神经

①

②

③

④

图 1-1-21 坐骨神经的体表投影点

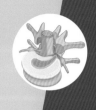

第二章
脊柱、椎间盘及其周围结构的生物力学

第一节　概　述

生物力学是运用力学方法分析人体力学问题的生物物理学分支。对生物力学的掌握，有助于帮助我们了解所有骨骼和软脊椎组件如何单独和共同作用，以确保脊柱稳定，以及创伤、肿瘤和退行性疾病如何产生破坏稳定性的效果。了解脊柱、椎间盘及其周围结构的生物力学，更是研究颈腰痛的一个重要基础。

一、基本概念

脊柱是躯体的中轴骨骼，是躯体的支柱，负重、减震、保护和运动是其基本功能。

1. 脊柱的功能单位

脊柱的功能单位又称脊柱的活动节段，由相邻两块椎体及其间的椎间盘、韧带、关节突和关节囊组成，是脊柱生物力学特性的最小显示单位。

2. 解剖学坐标系

解剖学坐标系是通过运动节段的上一椎体中心建立的1个三维坐标系，用以描述相邻脊柱运动节段的3个线位移（冠状轴、矢状轴和垂直轴）和3个角位移（前屈后伸、左右侧弯、左右轴向旋转）。

3. 耦合现象

耦合现象是指脊柱节段沿一个轴向平移或旋转的同时，伴有另一个轴向的平移或旋转现象。

二、生物力学特点

（一）脊柱、椎间盘及其周围组织

脊柱由一系列椎骨叠加而成，形成一个连接骨盆和颅骨的柱状结构。椎体是脊柱主要的承载结构。椎体骨的外围是一层薄而强的皮质骨，该结构赋予了椎体一定的抵抗弯曲和扭转的能力，能够限制脊柱过度弯曲。椎体的内层是海绵样的松质骨，其相当于椎体骨内部脚手架结构，使得椎体在压缩载荷下仍能够保持形状。椎体依据部位分为颈椎、胸椎、腰椎及骶椎，四个生理性弯曲能满足不同情况下骨盆的活动方向。在坐姿时，骨盆向后旋转，腰椎前凸曲线变直。当骨盆向前转时，腰椎前凸曲线加剧。

椎体通过椎间盘连接，椎间盘具有以下生物力学功能：首先，椎间盘能部分吸收通过脊柱传递的机械力；其次，一部分椎体骨间的机械载荷可通过其传递；再次，椎体间的运动需通过椎间盘的允许和控制。从功能方面看，椎间盘保证了相邻椎体间的分离，这种分离保证了椎体能够独立地改变方向，完成弯曲运动。因此，脊柱才具有一定的形变能力。

脊柱韧带可有效地支持与其纤维走向一致的负载，它就像一根橡皮筋，通过增加自身张力对抗载荷。其作用如下：①脊柱的运动需经过它的允许，并能发挥定向作用；②它通过限制脊柱运动节段在一定的范围内运动保护了脊髓；③快速运动时，可通过它来吸收能量从而保护脊髓。

（二）脊柱的运动

1. 三维六自由度运动

三维即三个坐标轴（冠状轴、矢状轴、垂直轴），六自由度运动即三个平行位移和三个旋转位移。平行位移包含以下几种活动：冠状轴方向上的左右平移、矢状轴方向上的前后平移及垂直轴方向上的压缩拉伸位移。旋转位移包含以下几种活动：冠状轴方向上、垂直轴方向上及矢状轴方向上的旋转位。简单地说，就是屈伸运动、侧屈运动、旋转运动和环转运动。如果脊柱本身的稳定结构受损，则某一方向的活动范围将过大，表现为该方向不稳定。

2. 耦合运动

由于脊柱活动过程中存在耦合运动，脊柱是整个躯体中活动最复杂的部分。

耦合运动是指脊柱节段沿着 3 个轴向中的任一轴向平移或旋转的同时，伴随其他两轴向中的任意轴向的平移或旋转的运动。例如，在下颈椎，侧屈时一定伴旋转，头向左侧倾时，棘突同时转向右侧，头向右侧倾时，棘突转向左侧。研究表明，非正常的耦合运动与颈腰痛有关。

3. 运动范围

脊柱的活动由数个脊柱功能单位协调的活动形成。椎间盘和小关节对脊柱沿各个轴的运动起着决定性作用。因为其排列方式不同，才出现了各个部分活动范围的巨大差异。

（三）脊柱的静力与动力

生物力学在脊柱的功能稳定中占据了重要的地位，该平衡包括静力平衡和动力平衡。

1. 静力学

整个脊柱就像一根有弹性的柱子，这是对脊柱静力最贴切的比喻。脊柱是以下几个部分功能整合的作用，即具有一定伸展性的脊柱、具有缓冲震荡能力的椎体和椎间盘、提供稳定功能的前后纵韧带和具有黏弹性的黄韧带的综合作用的结果。脊柱的弹性在一定程度上依赖于脊柱的 4 个生理性弯曲，脊柱的稳定和负荷的调整也在一定程度上取决于躯体产生的外部支持力。骨盆对脊柱的静力学也有相当大的影响，例如，骨盆前倾时，骶骨角度大，腰椎前凸角度增加。腰椎在不同体位时承受的载荷不同：仰卧位时腰椎所承受的载荷最小；屈曲位时腰椎所承受的载荷最大；与站立位时相比，坐位时会加重腰椎的载荷。

2. 动力学

几乎任何运动都能增加肌肉的收缩力且增大脊柱的载荷，在行走或轻微移动身体时载荷增幅较和缓，在进行剧烈运动等复杂活动时增幅较明显。椎旁肌肉、腰背伸肌群、腹肌、臀中肌、腹压及胸廓的主动调节，共同维持着脊柱的动力平衡。

第二节　脊柱的平衡及稳定性

脊柱是由数块椎骨、椎间盘、肌腱及其周围组织等稳定结构紧密连接形成的三维动态稳定的人体中心平衡力轴，是躯体的主干，是人体骨骼系统的支柱。

一、脊柱的平衡性

1. 脊柱的曲度与中正度

脊柱生长成为具有 S 形曲度和与重心垂直的正中度的形态是由其的基本生理功能所决定的，脊柱在静止或活动时的平衡必须依赖于该结构方可维持。

2. 椎　骨

椎骨是形成 S 型生理曲度的基本单位，也是脊柱的主要承载结构。外层皮质骨有较强的抵抗弯曲和扭转的能力，可防止脊柱过度弯曲。内部松质骨可使椎体在受压缩载荷时保持形状。

3. 椎间盘

椎间盘是椎体间起缓冲减震作用的主要介质，其能通过产生形变来吸收和传递部分椎体骨间的机械力，从而起到稳定脊柱的效应（图 1-2-1）。

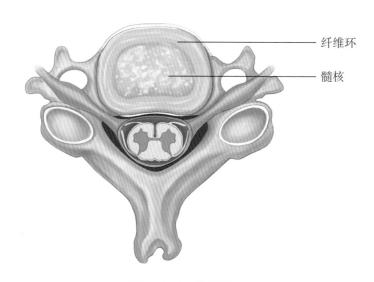

纤维环

髓核

图 1-2-1　椎间盘

4. 关节突关节

关节突关节即小关节，是脊柱后部重要的承重和支撑结构。随着腰椎向下，关节突关节相对于矢状面的成角增加。该差异允许脊柱有一定的运动但限制其他运动（图 1-2-2）。

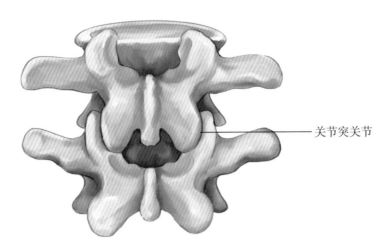

图 1-2-2　关节突关节

5. 椎旁韧带

椎旁韧带多由相邻椎骨的相关结构发出或终止，前纵韧带、后纵韧带、黄韧带、关节囊韧带等均被包括其中，脊柱的内源性稳定和正常生理活动依赖这些韧带结构与椎间盘、小关节的共同作用。

6. 脊柱周围的肌肉与筋膜

脊柱周围的肌肉与筋膜是与脊柱稳定性密切相关的仅有的外部因素。脊柱周围肌肉与脊柱的稳定性密切相关，与脊柱运动相关的肌肉无论是力量的变化还是运动不平衡时，脊柱的稳定性均会受到相当大的影响。

二、脊柱的稳定性

Denis 在 20 世纪的 80 年代提出了一个相对系统的理论来解释核心稳定性的概念，该理论被称为"三柱理论"。人体的脊柱被该理论分为 3 个部分，韧带在脊柱稳定性中的巨大作用在该理论中被提到了重要位置。

· 前柱：前纵韧带、前半椎体和椎间盘。

· 中柱：后纵韧带、后半椎体和椎间盘。

· 后柱：椎弓根、黄韧带、关节囊及棘间韧带。

Denis 提出的三柱理论在 1984 年被 Ferguson 进一步完善，他指出：椎体和椎间盘的前 2/3 属于前柱，后 1/3 属于中柱。这也是关于三柱理论的共识。脊柱在受到屈曲压缩外力时，压力主要由前柱承受，张力主要由中后柱承受（图 1-2-3）。

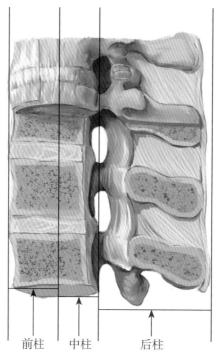

前柱　中柱　后柱

图 1-2-3　三柱理论

　　脊柱稳定性的概念于 1985 年被 Panjabi 提出。1992 年核心稳定性的概念和"三亚系模型"理论又被其提出。被动亚系、主动亚系及神经控制亚系被认为是三亚系模型的主要构成部分。

　　骨骼、韧带、椎间盘、筋膜等组成了被动亚系，内源性稳定由被动亚系提供，主要参与弹性区间稳定性的维持；主动亚系被神经系统掌控，核心肌群与肌腱一起构成了主动亚系，外源性稳定主要是通过被动亚系协调稳定肌和运动肌活动来实现的；神经控制亚系是通过前反馈来控制肌肉的收缩时间、强度与顺序。Panjabi 认为，这 3 个亚系是维持脊柱稳定性的 3 个独立因素。当 1 个因素损坏时，其他因素可以加以补偿。但是，当各个亚系的功能无法得到代偿时，会损害整个脊柱的稳定性，由于稳定性被破坏，腰背下部可发生疼痛。

　　根据核心稳定性理论，脊柱节段的总运动范围被分为两个区域，即中性区域和弹性区域。中立区间是在椎体的中性位置与生理载荷下所发生的最大位移之间的移位量。脊柱的运动从中立区开始。在此区域内，椎体之间的运动阻力保持在最小状态，它的大小代表脊柱的稳定性。运动阻力可由于椎间盘的损伤和变性而增加，由于稳定肌肉的活动而减小。弹性区域是指从中性区域到脊柱运动极限的区域，即最接近整个脊柱分段运动边缘的区域，在该区域移动时，椎体之间的移动将产生更大的内部阻力。3 个亚系的协调和相互作用构成了脊柱稳定性的基础。整个脊柱的稳定性可以限制脊柱每个运动段的过度偏离，同时可以使脊柱运动过程中中性区域与弹性区域的比率适当。这可以将两个椎骨之间的中间区域保持在生理范围内。

由于前文"脊柱稳定性"概念的提出，笔者不可避免地要提及脊柱周围的核心肌群。躯干肌肉在活动中不仅起到因重力造成动作的主要动作肌或拮抗肌的作用，而且还能维持脊椎的稳定。在康复医学和运动医学领域，核心肌群被广泛提起，这完全是因为其在维持脊柱稳定性方面的巨大优势。核心肌群因其作用方式的不同被划分为以下两大类：整体稳定肌群和局部稳定肌群。

整体稳定肌群位于组织的浅层，其特征是离动作轴较远，包括腹直肌、腹内斜肌、腹外斜肌、竖脊肌、腰方肌及臀部肌群等，其功能是产生动作并提供大型铰链功能，强力收缩时产生压迫性负荷，可对抗施加在脊柱上的外来负荷，维持整个脊柱的姿势。

局部稳定肌群位于组织的深层，其特征是较靠近动作轴，主要包括多裂肌、腹横肌、膈肌及盆底肌等，它们附着到每一椎节，控制椎节动作、椎节间铰链功能，该类肌肉既对脊柱的弯曲度可以进行有效控制，又可以在维持腰椎稳定性方面发挥重要的作用。

神经系统能够活化和控制颈部及躯干肌肉。神经系统会在适当的时机协调肌肉，并对预期及不可预期的外力产生反应，主要通过调整肌肉的硬度及动作来发挥作用。中枢神经系统主要是按照预期动作对躯干造成负荷，活化躯干肌肉来维持脊柱的稳定。研究显示，在肢体活动前，所有的躯干肌肉活化主要是通过前馈机制完成。

综上所述，脊柱稳定性是在运动时稳定和维持人体脊柱、骨盆及髋关节的牢固性，并为其他环节的发力做好最佳准备，是神经 – 肌肉系统整合的结果。

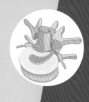

第三章
脊柱及其周围结构的生理退变与病理过程

第一节　脊柱周围软组织的损伤与修复

脊柱周围的软组织主要包括皮肤、筋膜、肌肉、肌腱、韧带、关节囊、软骨、滑囊、椎间盘等，不同部位的软组织损伤可造成受牵连部位的活动障碍、疼痛等不适。不同软组织有其特征性的损伤与修复机理，但损伤修复过程大致相同（图1-3-1）。

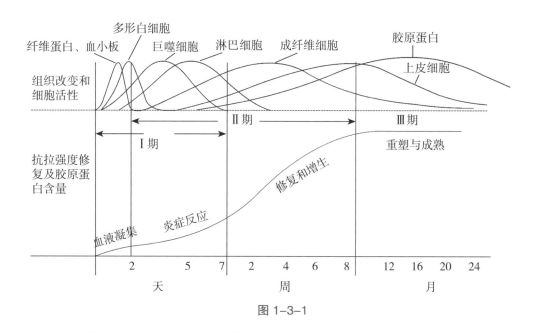

图 1-3-1

一、肌　肉

脊柱的骨骼肌附着于骨，通过肌肉的收缩与舒张产生力，经肌肉—肌腱—骨骼复合物实现骨骼活动。骨骼肌的损伤可大致分为直接损伤和间接损伤。直接损伤是指外力作用于肌肉，导致肌肉挫伤或撕裂。间接损伤是指肌肉超负荷收缩引起肌肉拉伤或延迟性肌肉酸痛。

骨骼肌损伤后的病理生理过程一般包括以下几个步骤：分解变性、炎症、增生和重塑。分解变性发生在肌肉损伤早期，损伤发生后肌肉断端回缩，血肿填充局部间隙，肌纤维断裂死亡后细胞内的钙离子释放至细胞间隙，激活补体通路，导致肌纤维发生坏死。坏死后的组织刺激周围组织产生炎症反应，炎症细胞在损伤处聚集、浸润，中性粒细胞释放炎症因子，巨噬细胞吞噬细胞碎片。增生一般发生在损伤后的 1~6 周，此时出现中性粒细胞和巨噬细胞迁移。重塑是骨骼肌修复的最后一个阶段，可持续数月，在此过程中肌纤维排列更有序。

二、肌 腱

肌腱损伤由直接或间接外伤导致。直接损伤包括挫伤和切割伤。间接损伤通常由超负荷的牵拉所引起。肌腱往往比肌肉或骨性附着点能承受更大的牵拉，因此，肌肉与肌腱连接处较肌腱中部断裂更常见。肌腱内部的断裂通常与既往存在肌腱退变相关。

当肌腱断裂后，修复的过程包括炎症细胞浸润、成纤维细胞增生和重塑。在炎症期，凝血块充填断端，启动修复过程。几天后成纤维细胞增生、胶原合成，但成纤维细胞排列紊乱。重塑期可持续数月，成纤维细胞排列更有序，胶原纤维间的分子间连接增加，瘢痕组织减少，抗张力强度增加。有研究表明，在肌腱修复过程中，活动和应力可以增加断端周围胶原的产生，对肌腱愈合的生物力学特性有一定的改善。

三、韧 带

韧带的愈合过程根据形态学的改变分为炎症期（伤后数日）、增生期（伤后 1~6 周）及重塑期（自伤后 7 周开始）。此分期是一个连续的过程。炎症期主要的特点是炎性细胞和红细胞聚集、白细胞迁移、血管舒张、毛细血管通透性增加，并且在损伤组织内，水分和葡糖胺聚糖增加。增生期，瘢痕开始形成，最早可于伤后 4d 出现新的胶原纤维，约 2 周可充填撕裂的韧带断端之间的间隙。

此期瘢痕的含水量较高，胶原的密度较低，与正常韧带组织相比，排列较为错乱。重塑期，细胞和血管减少，胶原密度逐渐增加，沿韧带长轴排列且更有序。韧带损伤后，只能依靠形成瘢痕组织来愈合。重建后的韧带与正常的超微结构、解剖学特征和生物力学性能有一定差距。在韧带修复过程中，应力与运动对愈合中的韧带功能性恢复起着重要的作用。损伤后的活动时机是影响韧带损伤患者康复的重要因素，另外，过度活动会对瘢痕愈合的过程造成影响，但长期制动也会影响瘢痕形成。

四、筋　膜

筋膜可分为疏松结缔组织和纤维层组织，两者均可发生损伤。疏松结缔组织损伤时，疏松结缔组织中透明质酸聚集、组织 pH 值降低，使组织层与层之间相对滑动时的黏滞性增加。纤维层受损的主要原因是手术或外伤，会影响筋膜传导负荷的能力。筋膜的常见病变为纤维化和致密化。纤维化是指大量纤维性结缔组织沉积，与瘢痕形成类似，为组织修复或反应的过程，能够对组织的结构和功能造成影响。致密化是筋膜的密度增加，可对筋膜的机械特性造成改变。

五、椎间盘

椎间盘是由纤维环和髓核组成。

纤维环主要是由一层一层平行排列着的胶原纤维组成，一般有 15~25 层，每层的胶原纤维走向各不相同，相邻之间有一定的斜角，约为 60°，这种结构有助于缓解脊柱纵向牵伸与压缩时的冲击力。当外力增大时，纤维环在缓和外力冲击的同时，自身也会发生形变，主要表现为向两侧挤压，形成椎间盘膨出。此时减少外力，突出的纤维环有可能可以恢复正常。在纤维环上有许多软骨细胞，这些软骨细胞可以为胶原纤维提供足够的营养。当局部软骨细胞减少时，纤维环就会变得脆弱，可能在外力作用下被撕裂。

髓核是类似"果冻"一样的结构，主要由内层放射状分布的弹性纤维和外层分布的胶原蛋白组成。弹性纤维有蛋白聚糖组成，蛋白聚糖含水量较高，可以通过其液体渗透压来缓和外力冲击。当髓核沿着纤维环的裂隙流出，水分脱干，逐渐成为固体样，此时被称为椎间盘突出。突出的椎间盘会对周围的神经或脊髓组织造成压迫，引起神经和脊髓相关症状。

第二节　神经根损伤的病理改变

脊神经是神经元的细胞突起，由轴索、髓鞘组成。与神经根损伤相关的颈腰痛主要是因神经根受压引起，大多可以恢复。但如压迫过久，神经根持续受压，使神经传导功能中断，可造成永久性瘫痪。

脊神经根的损伤主要表现为神经失用。神经失用是指神经轴突和鞘膜完整，但功能丧失，表现为有关肌群运动功能障碍及其分布区皮肤感觉减退，也有可能出现电生理反应、远端营养不良等异常。如果发生神经断裂，神经纤维、神经元胞体及其靶器官均可出现相应的病理改变。神经受损后，首先是神经纤维的远端发生沃勒（Wallerian）变性。伤后数小时，远端轴索及髓鞘即可发生结构改变。2~3d 可逐渐分解成小段或碎片。5~6d 后，出现吞噬细胞增生，对碎裂溶解的轴索与髓鞘进行清除。与此同时施万细胞开始增生，伤后 3d 其增生程度达到高峰，约2 周后可形成由施万鞘包裹的中空管道，为近端再生的轴索的长入奠定了基础。近端亦可发生类似变化，但范围较为局限，约为 12 个郎飞结。神经元胞体的改变被称为轴索反应，即出现胞体肿大、胞质尼氏体溶解或消失。距胞体越近的部位反应越强烈，甚至可导致细胞死亡。神经终末靶器官（即运动终板、感觉小体）也会发生变性、萎缩，甚至消失。伤后 1 周，神经开始再生，许多再生的支芽从近端轴索长出，如神经两断端连接，再生的支芽可顺着施万细胞鞘生长，以 1~2mm/d 的速度生长，直至远端的器官恢复功能。同时施万细胞可围绕再生的轴索逐渐形成新的髓鞘。如神经两端无法连接，近端再生的神经纤维组织无法有序排列，只能迂曲、盘旋呈球形膨大，称为假性神经瘤。有研究证明，损伤后神经远端会分泌释放一些神经活性物质，如神经营养因子和神经生长因子，其作用是可诱导近端再生的神经纤维按原本的感觉和运动特性定向长入远端，对其生长起促进作用。

第三节　脊柱退行性改变

　　脊柱退行性变的主要特征为骨刺形成、椎间盘变薄。脊椎的退化可分为 4 个阶段：①椎间盘变性阶段。椎间盘的退变从 20 岁左右就已经开始了。椎间盘的纤维环变性可造成椎体不稳，轻微的外力即可造成较严重的相对移位，引起并加速椎间盘髓核的退行性变。椎间盘整体退变可导致椎体稳定性降低。如果此时颈椎或腰椎受到长期劳损、外伤或环境刺激等，就极易发生颈椎病或腰椎病。②骨赘形成和韧带变性阶段。椎间盘退变，会导致椎间盘内的压力升高、椎节稳定性下降、椎体应力分布不均及椎体的平衡发生改变。在这一过程中，韧带－椎间盘间隙形成血肿，并且不断机化、骨化和钙化，造成骨质增生。骨质增生常见于椎体两侧的钩突、小关节边缘及椎体后缘，后期有可能累及整个椎体。在椎间盘发生退变的同时，可伴随椎旁韧带退变。当椎间盘和椎体出现退变时，韧带就会发生代偿性增生、肥厚和变性。韧带退变会影响椎体的活动，导致局部活动受限，压迫神经和脊髓，影响椎动脉供血，引起椎管狭窄。③椎体退行性变阶段。椎体受损后，骨膜周围可出现血肿，随后成纤维细胞开始活跃，并逐渐进入血肿中，形成肉芽组织以取代血肿。随着血肿的机化和钙盐沉积，可形成骨赘。如果骨赘向椎管、椎弓根发展，就会压迫脊神经或硬膜囊，引起不同程度的神经压迫症状。④椎体小关节退行性变阶段。当椎体小关节出现退行性变，椎间孔上下径、前后径变窄，可造成神经根压迫，引起相应症状。⑤退行性椎管狭窄阶段。由于椎间盘突出、椎体增生、椎体滑脱及后纵韧带、黄韧带增生肥厚、钙化或骨化等一系列病理改变，可刺激脊髓、神经及周围血管引起神经血管发生炎症粘连、充血水肿，造成椎管狭窄。

第二篇
颈腰痛辅助
检查及评估

Ⅱ

第一章
颈腰痛的辅助检查

第一节 X 线检查

一、脊柱的正常 X 线表现

脊柱包括脊椎和椎间盘，常规 X 线检查体位包括正位、侧位、斜位。

（一）颈椎 X 线检查

1. 正 位

椎体由骨皮质和骨松质构成，其中骨松质占比较高。在颈椎正位 X 线检查中，终板位于椎体的上缘和下缘，上下终板之间的空隙为椎间隙。椎体两侧外端突出部分为横突影，椎弓根位于横突内侧，呈环状致密影，椎弓根的上方为上关节突，下方为下关节突。椎体中部偏下方为棘突影，呈类圆形或类三角形，所有棘突可连成一条自上而下的直线（图 2-1-1）。

2. 侧 位

在颈椎侧位 X 线检查中，椎体的形状也是长方形，椎弓在其后面，椎体和椎弓围成椎管，脊髓包绕在里面。椎弓板和椎弓根连接的上下方分别为上下关节突，上关节突与上一椎体的下关节突组成椎小关节（图 2-1-2）。

3. 斜 位

在颈椎斜位 X 线检查中，可观察到椎间孔的大小及形态。位于相邻的椎体、椎弓根、椎间盘和关节突之间的孔道为椎间孔（图 2-1-3）。

4. 颈椎张口位

颈椎张口位 X 线检查主要是为了观察寰椎、枢椎的正位情况。寰椎、枢椎显示于上下齿之间，枕骨底部与上中切牙牙冠相互重和，C2 齿突没有与枕骨重叠。

C1 两侧间隙和牙突对称，寰枕关节呈现切线状。寰椎、枢椎的骨纹理显示比较清晰（图 2-1-4）。

5. 颈椎过屈、过伸位

颈椎过屈、过伸位 X 线检查能够观察颈椎活动度、活动情况和颈椎的稳定性，能够判定椎体不稳，例如梯形变或者假性半脱位，还能够观察颈椎的运动幅度、椎间隙和生理曲度的改变（图 2-1-5、图 2-1-6）。

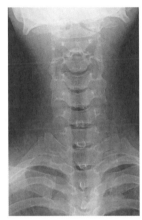 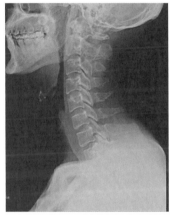 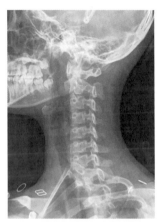

图 2-1-1 颈椎正位 X 线片　图 2-1-2 颈椎侧位 X 线片　图 2-1-3 颈椎斜位 X 线片

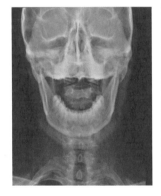 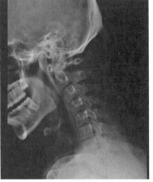 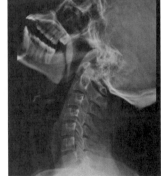

图 2-1-4
颈椎张口位 X 线片

图 2-1-5
颈椎过屈位 X 线片

图 2-1-6
颈椎过伸位 X 线片

（二）腰椎 X 线检查

1. 正 位

在腰椎正位 X 线检查中，腰椎椎体自上而下逐渐增大，上下缘平直，两侧缘略凹。椎弓根投影成卵圆形，重叠于椎体影两侧。上下关节突关节面呈曲面状，投影位于椎弓根影上下，横突位于椎体中部两侧，L1 横突短小，L3 横突最长，L4

横突上翘，L5 横突较膨大，略呈球形，棘突影位于椎体中央偏下（图 2-1-7）。

2. 侧 位

腰椎侧位 X 线检查可见腰椎弧度前凸，椎体呈方形，宽度自上而下逐渐增大，L1 轻度楔形变，L5 前缘通常高于后缘。上下关节突粗大，棘突宽而短。L5~S1 椎间隙通常比其他窄（图 2-1-8）。

3. 斜 位

腰椎斜位 X 线检查可清晰显示关节突关节、椎弓根、椎弓峡部，椎间孔通常不能清晰显示。椎弓根及关节突等结构的投影似"Scotty 狗"（图 2-1-9）。

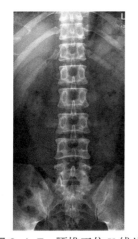 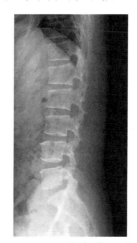 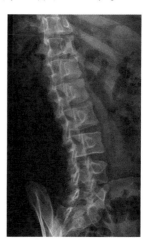

图 2-1-7　腰椎正位 X 线片　　图 2-1-8　腰椎侧位 X 线片　　图 2-1-9　腰椎斜位 X 线片

二、脊柱常见解剖变异

（一）椎体永存骨骺

在椎体前上缘存在部分多余的圆形骨块（图 2-1-10）。

（二）横突、棘突、上下关节突的永存骨骺

在横突、棘突、上下关节突骨突出部分可见分离的小骨块（图 2-1-11）。

（三）椎体数目出现变异

腰椎骶化（图 2-1-12）和骶椎腰化（图 2-1-13）较常见。

（四）椎弓部不愈合

椎弓部不愈合常常出现于 L4、L5 和 S1（图 2-1-14）。

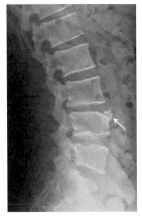 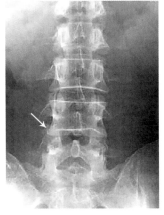

图2-1-10　椎体骨骺　　　图2-1-11　关节突骨骺

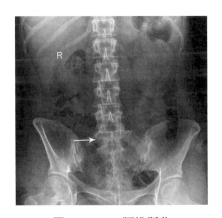

图2-1-12　腰椎骶化

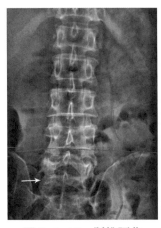 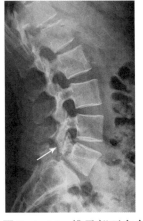

图2-1-13　骶椎腰化　　　图2-1-14　椎弓部不愈合

（五）游离棘突

游离棘突常常出现于 L4、L5 和 S1，椎弓和棘突没有愈合。

三、颈腰痛常见病变的 X 线表现

（一）颈椎病

颈椎前后位（正位）、侧位、过伸位、过屈位的 X 线检查能够排除骨质破坏性病变，并且可以观察骨质增生、椎间隙狭窄、颈椎生理曲线的变化及椎间关节的稳定性。斜位片可以观察椎间孔，标准侧位可以观察到颈椎排列，进行椎管测量。X 线检查主要表现为颈椎曲度变直或者后突成角，椎体前后缘出现骨质增生。一般来说，椎体后缘骨质增生更具有临床意义。由于颈椎旋转，可出现双边双突征（图 2-1-15），甚至引起椎动脉型颈椎病。还可出现椎间孔狭窄（图 2-1-16）、钩椎关节增生。椎间隙狭窄可引起椎体裂隙征，项韧带出现钙化，颈椎失稳，椎体前移或者后移（图 2-1-17、图 2-1-18）。

（二）颈椎项韧带骨化

颈椎侧位 X 线检查显示条状或斑块状高密度影（图 2-1-19）。

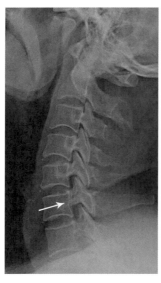 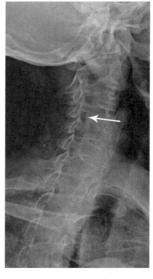

图 2-1-15　　　　　　　图 2-1-16
颈椎旋转致双边双突征　　椎间孔狭窄

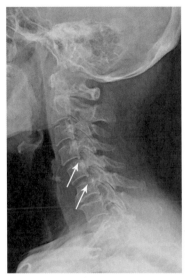 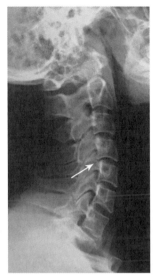

图 2-1-17
过屈时椎体前移

图 2-1-18
过伸时椎体后移

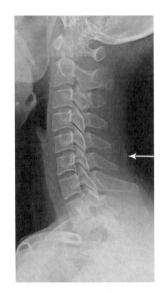

图 2-1-19　颈椎项韧带骨化

（三）腰椎间盘突出症

腰椎 X 线检查显示腰椎侧弯突向健侧或者患侧，腰椎生理弯曲侧凸、消失、变直。椎体边缘有骨质增生，通常表现为唇样、桥状、鸟嘴样。下一椎间隙比上一椎间隙狭窄，或者病变间隙出现前窄后宽现象。可见单个或者多个椎体内

Schmorl 结节，髓核向椎体脱出，椎体上缘或下缘可见类圆形凹陷区，边缘硬化；椎间隙变狭窄（图 2-1-20），腰椎不稳或者出现滑脱。偶可见椎间隙内有透亮的气体，被称为真空现象。

（四）腰椎管狭窄症

X 线平片可见椎间隙变狭窄，椎体前后缘可见骨赘形成，椎弓根较短，上下关节突肥大，关节突间距减小和关节突关节半脱位或腰椎滑脱。脊柱滑脱表现为椎体偏离正常生理曲度和位置，向不同方向移位，导致相应水平椎管狭窄（图 2-1-21）。

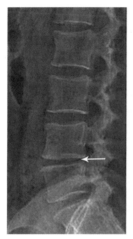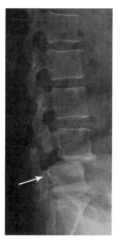

图 2-1-20　　　　　　　图 2-1-21
椎间隙变狭窄　　　腰椎滑脱致腰椎管狭窄

第二节　CT 检查

一、脊柱的正常 CT 表现

CT 平扫脊柱的正常表现通常与扫描层面和位置有关，可以分为经椎体中部的层面、经椎体上下部的层面、经椎间盘层面。

（一）经椎体中部的层面

后缘向前凹的圆形结构为椎体，椎弓根、椎体和椎板构成椎管骨环，环的两侧为横突，后方为棘突。黄韧带附着在椎板内侧，表现为 2~4mm 厚的软组织密度影（图 2-1-22）。

（二）经椎体上下部的层面

椎体通常显示为后缘向前凹的肾形，后方为上下关节突和椎间孔。

（三）经椎间盘层面

由于椎间盘密度比硬膜囊更高，比椎体更低，其后方能够看见软组织密度的硬膜囊影（图 2-1-23）。

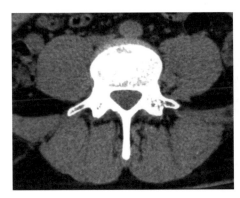

图 2-1-22
经腰椎椎体层面正常 CT 轴位图

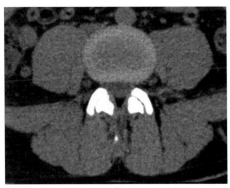

图 2-1-23
经腰椎椎间盘层面正常 CT 轴位图

二、颈腰痛常见病变的 CT 表现

（一）颈椎病

颈椎间盘突出（图 2-1-24）是脊髓型颈椎病的最常见的病因之一，好发部位为 C4~C6。椎间盘突出的 CT 检查可表现为直接征象和间接征象。直接征象包括椎间盘后缘向后突出形成盘状或块状软组织影，间接征象由椎管内组织受压引起，包括硬膜外脂肪、硬膜囊、脊髓和神经根，可见硬膜囊前缘间距变扁、内凹。

（二）腰椎间盘突出

CT 轴位像能够显示椎间盘突出（图 2-1-25）、椎间盘膨出的类型、Schmorl 结节、椎间盘真空现象和椎间盘钙化等，还能够显示相邻的黄韧带肥厚和关节突退变等一系列变化，以及椎管的形态和径值。

（三）腰椎管狭窄症

CT拥有较高的空间分辨力，在横截面（图2-1-26）可以清楚地显示软组织和骨性结构。椎管横径就是双侧椎弓根的内侧缘距离，当其小于13mm时叫作绝对狭窄。矢状径是椎体后缘中央到棘突根部的距离，当其小于13mm时叫作相对狭窄，小于10mm时叫作绝对狭窄。侧隐窝大于5mm时，患者通常不会出现压迫症状，而小于3mm约有一半患者会产生压迫症状，小于2mm叫作绝对狭窄。

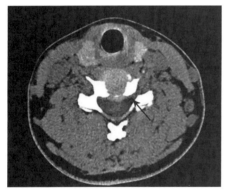

图2-1-24　颈椎间盘突出

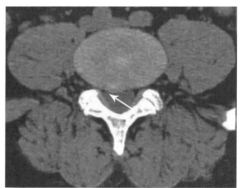

图2-1-25　腰椎间盘突出

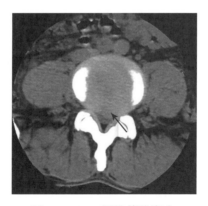

图2-1-26　腰椎管狭窄症

第三节　MRI 检查

一、脊柱正常 MRI 表现

MRI 矢状位（图 2-1-27、图 2-1-28）、横轴位（图 2-1-29、图 2-1-30）和冠状位可连续显示脊柱的解剖结构。

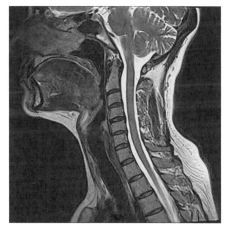

图 2-1-27
颈椎矢状位 MRI 成像

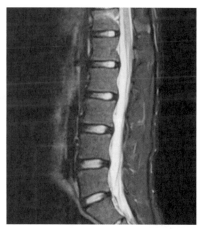

图 2-1-28
腰椎矢状位 MRI 成像

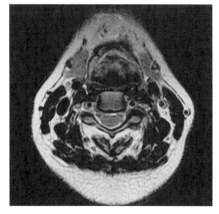

图 2-1-29
颈椎横轴位 MRI 成像

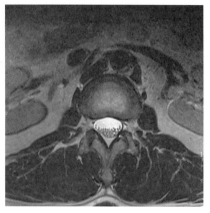

图 2-1-30
腰椎横轴位 MRI 成像

（一）椎间盘

椎间盘在 T1WI 成像中表现为低信号，在内、外纤维环不能区分髓核，但是在 T2WI 成像中，高信号出现在髓核和纤维环内层，低信号出现在纤维环外层。随着年龄的增长，髓核、纤维环的含水量逐渐下降，在 T2WI 成像中表现为低信号。

（二）椎管内脑脊液

椎管内脑脊液在 T1WI 成像中通常表现为低信号，在 T2WI 成像中通常表现为高信号。

（三）椎体骨髓

椎体骨髓在 T1WI 成像中表现为高信号，在 T2WI 成像中表现为中等或者略高信号。

椎体边缘骨皮质，黄韧带，前、后纵韧带和椎间盘纤维环最外层纤维在各种序列上均表现为低信号，不易区分。MRI 还可以显示硬膜外脂肪、脊髓和硬膜囊等结构。

二、颈腰痛常见 MRI 表现

（一）颈椎病

MRI 在矢状面及轴位断面可以显示脊髓内部的某些病变及脊髓的外部轮廓，也可以显示神经根的形态。因此，MRI 能够较精确地展示受压部位及致压物的性质，也可根据 MRI 信号的特点判断椎间盘退变的程度及形态，在脊髓型颈椎病诊断中有重要价值。MRI 主要呈现椎间盘退变，髓核 T2WI 信号减低，可着重观察脊髓和硬膜囊受压程度，黄韧带、纤维环及后纵韧带结构是否发生改变，脊髓形态和信号改变及椎管狭窄程度。脊髓型颈椎病（图 2-1-31、图 2-1-32）MRI 表现为椎间盘向后突出，硬膜囊及脊髓受压，相对应水平的脊髓水肿，T2WI 呈现高信号。椎动脉颈椎病 MRI 能够显示椎动脉扭曲、狭窄或闭塞。

（二）腰椎间盘突出

腰椎间盘突出（图 2-1-33、图 2-1-34）表现为椎间盘退变，T2WI 髓核信号减低。根据椎间盘突出程度及形态可以分为膨出（图 2-1-35）、脱出、突出及椎间盘游离，与 CT 相比，MRI 可以更清楚地显示纤维环和髓核的情况，硬膜囊受压情况，以及黄韧带及后纵韧带是否增厚，需要特别注意椎管狭窄程度。在 MRI T1 加权像中，蛛网膜下腔和脑脊液显示低信号强度；脊髓、神经显示中信号强度；硬膜外脂肪可见高信号强度；锥体内骨髓显示高信号强度；椎间盘显示中信号强度；前后纵韧带与椎体骨皮质显示低信号强度。MRI T2 加权像显示：椎间盘髓核和内层纤维环高信号强度，外层纤维环低信号强度，硬膜外脂肪和椎体松质骨中信号强度，脑脊液高信号强度。

（三）腰椎管狭窄症

腰椎管狭窄症（图 2-1-36）能够显示整个椎管的形态，可以明确椎管狭窄的部位及因椎间盘、关节突、黄韧带或骨赘等因素造成的椎管狭窄的原因和马尾神

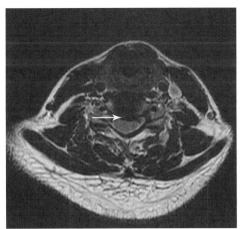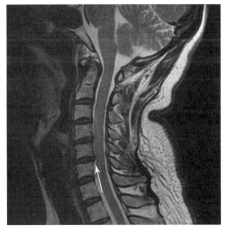

图 2-1-31　脊髓型颈椎病轴位 MRI 成像　　图 2-1-32　脊髓型颈椎病矢状位 MRI 成像

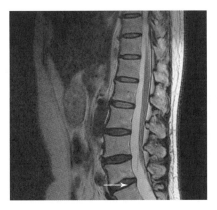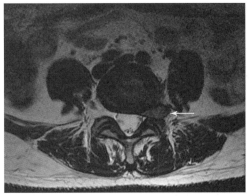

图 2-1-33　腰椎间盘突出矢状位 MRI 成像　　图 2-1-34　腰椎间盘突出轴位 MRI 成像

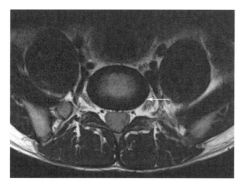 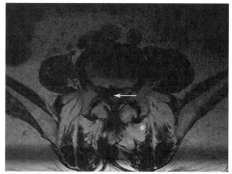

图 2-1-35　腰椎间盘膨出轴位 MRI 成像　　图 2-1-36　腰椎管狭窄症轴位 MRI 成像

经和神经根受压情况。黄韧带肥厚在 T1WI 和 T2WI 均表现为条带状或结节状低信号。脊髓受压水肿表现为脊髓略粗或形态无明显变化，受压部位呈长 T1、长 T2 信号。椎间盘向后或向周围膨隆，压迫硬膜囊或脊髓。

第四节　神经电生理检查

神经传导检查（nerve conduction study，NCS）和针电极肌电图（needle electrode electromyography，NEMG）检查在诊断及评估颈肩腰腿痛等疾病时起着至关重要的作用，是临床神经系统检查的延伸，该项检查可为诊断疾病提供准确、可靠的依据，任何检查都无法取代。

一、神经根病变

神经根病变能够单独影响运动或感觉纤维，也可同时影响二者。前根损害可出现相应支配区肌肉神经源性损害或是运动传导异常。但因为很少累及后根神经节，所以感觉传导测定一般都正常。

（一）颈神经根病变

1. 神经传导速度测定

（1）通常选择常规检测的上肢神经，如正中神经、尺神经、桡神经、肌皮神经、腋神经、肩胛神经、副神经等。

（2）结果提示：运动神经通常正常，也可出现波幅降低或运动传导速度轻度减慢，取决于受损的严重性。感觉神经传导速度和波幅通常正常。

2. 针电极肌电图

（1）肌肉的选择：选择按前根分布的肌肉。一般情况下，C5 选择三角肌、冈下肌、肱桡肌、肱二头肌等，C6 选择桡侧腕伸肌、肱二头肌，C7 选择尺侧腕伸肌、伸指总肌，C8 选择拇短展肌或小指展肌。如果怀疑 C6 神经根病变，需要同时检测 C5 和 C7 支配的肌肉以确定其是否受累。同时可以在同一节段选择不同周围神经分布区的肌肉，这样更容易判断根性受损。如怀疑 C8 神经根受累，可同时选择小指展肌或拇短展肌，以便排除尺神经或正中神经周围性损害导致的肌肉神经源性损害。

在某些情况下，椎旁肌出现失神经电位并不一定就是神经根病变，也可见于下列情况，如近端肌病、运动神经元病和糖尿病多发性神经病，因为它们都可以影响脊神经的后支。

（2）结果提示：可见自发电位、纤颤电位或正锐波。在颈神经根受损早期肌肉明显收缩时，可出现混合相或单纯相。这是由于神经修复期可出现高波幅、宽时限的运动单位电位或多相电位增多。

（二）腰骶神经根病变

1. 神经传导速度测定

（1）通常选择常规检测的神经，如腓总神经、胫神经、股神经、腓浅神经、腓肠神经等。

（2）结果提示：运动神经传导一般正常，也会出现波幅降低，取决于病变程度。感觉神经传导速度和波幅通常均正常。

2. 针电极肌电图

（1）肌肉的选择原则上与颈神经根病变相同。病变常累及 L4、L5 和 S1。累及 L4 选择股四头肌，累及 L5 选择胫前肌，累及 S1 选择腓肠肌。同时要确定神经根受累的上下界。棘旁肌的纤颤电位说明是后支分出以前的损害，可以与周围神经和神经丛病鉴别。一些特殊肌肉，如臀肌、腿内收肌、椎旁肌必须检查。臀肌在鉴别是坐骨神经损害还是腰骶神经丛损害中很重要。臀肌出现异常，则说明损害靠近神经丛，可以排除单发性坐骨神经损害。同样，大腿部内收肌群由闭孔神经支配，如果发生损害，则病变也靠近神经丛，而非单发股神经损害。此外，椎旁肌损害对确定是否有根性损害非常重要，且可以确定根性损害的水平，但椎旁肌正常也不能排除根性损害。所以，对椎旁肌检查正常的患者，要结合异常感觉传导来确定是否腰骶神经丛病。

（2）结果提示：在腰骶神经根受损早期肌肉明显收缩时，针电极肌电图可出现混合相或单纯相，继而会出现自发电位、纤颤电位或正锐波，两者也可同时出现。这是由于神经修复可出现高波幅、长时限运动单位电位或多相电位增多。

二、可疑神经根病变的神经电生理检查注意事项

·在急性期，肌电图检查可能正常。因此，对于新出现的可疑神经根病变，最好 3 周后再进行针电极肌电图检查。

·以髓鞘脱失为主的神经根损害，肌电图检查可能正常。

·若损害仅影响感觉根，患者可能仅出现疼痛或麻木症状，而反射正常。

·神经根中若只有部分纤维受压，C7 神经根病变时，肱三头肌可显示异常。

·针对可疑 S1 神经根病变或腰椎管狭窄的病变，要结合 H 反射进行左右对比，因为有时 H 反射潜伏期延长可能是唯一的检查发现。

·发生慢性神经根病变时，椎旁肌可能正常，而慢性运动单位电位的改变可能仅出现在远端肌肉中。

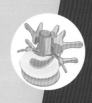

第二章
颈腰痛的康复评估

第一节　临床评估

一、颈痛的临床评估

1. 颈椎功能障碍指数量表

表 2-2-1 为颈椎功能障碍指数（neck disability index，NDI）量表。每个项目最低得分为 0 分，最高分为 5 分，分数越高表示功能障碍程度越重。

表 2-2-1　NDI 量表

项目	评分标准	评分
1.疼痛的程度（腰背痛或腿痛）	不痛	0
	轻微疼痛	1
	中度疼痛	2
	严重疼痛	3
	非常严重的疼痛	4
	痛到什么也做不了	5
2.生活自理能力（洗漱、穿衣等）	生活完全自理并不引起疼痛	0
	生活完全自理但引起疼痛加剧	1
	生活可自理但受疼痛影响	2
	日常活动有时需要他人帮助	3

续表

项目	评分标准	评分
	大部分日常活动需要他人帮助	4
	只能卧床	5
3. 提物	能举起重物且不引起疼痛	0
	能举起重物，但疼痛加重	1
	不能将重物举离地面，但可从桌子上提起物品	2
	只能从桌子上提起中等重量的物品	3
	只能拿桌面上较轻的物品	4
	任何物品都拿不动	5
4. 阅读	阅读不受限	0
	阅读不受限但引起轻微疼痛	1
	阅读不受限但引起中度疼痛	2
	由于疼痛，不能随时随地看书	3
	几乎不能看书	4
	完全不能看书	5
5. 头痛	我完全没有头痛	0
	我经常会有轻微的头痛	1
	我不时会有中等程度的头痛	2
	我经常会有中等程度的头痛	3
	我经常会有很严重的头痛	4
	我几乎一直头痛	5
6. 专注程度	我可以随时没有任何困难地完全集中注意力	0
	我可以随时完全集中注意力，但有轻微困难	1
	当我想集中注意力时会有一些困难	2
	很难集中注意力	3
	几乎不能集中注意力	4
	完全不能集中注意力	5

续表

项目	评分标准	评分
7. 工作	我可以完成所有想做的工作	0
	我只能做完日常工作	1
	我只能做完大部分日常工作	2
	我不能完成日常工作	3
	我几乎不能做任何工作	4
	我完全不能做任何工作	5
8. 驾驶	驾驶不受限	0
	驾驶不受限，但有轻微颈痛	1
	驾驶不受限，但有中度颈痛	2
	由于疼痛，不能随心所欲地驾驶	3
	几乎不能驾驶	4
	完全不能驾驶	5
9. 睡眠	睡眠毫无困难	0
	失眠少于 1h	1
	失眠 1~2h	2
	失眠 2~3h	3
	失眠 3~5h	4
	我几乎无法入睡	5
10. 娱乐	所有娱乐活动不受限	0
	娱乐活动不受限，但会引起一些疼痛	1
	能参与大部分日常娱乐活动	2
	只能参与少数娱乐活动	3
	几乎不能参加娱乐活动	4
	完全不能参加娱乐活动	5

颈椎功能受损指数（%）=（总分 / 受试对象完成的项目数 ×5）×100%
结果判断：0~20% 表示轻度功能障碍
　　　　　21%~40% 表示中度功能障碍
　　　　　41%~60% 表示重度功能障碍
　　　　　61%~80% 表示极重度功能障碍
　　　　　81%~100% 表示完全功能障碍或应详细检查受试者有无夸大症状

2. 颈椎（脊髓损伤）JOA 评分

颈椎脊髓损伤日本骨科学会（Japanese Orthopaedic Assoiciation，JOA）评分（表2-2-2）于 1975 年由日本学者首次提出，该评分针对脊髓型颈椎病患者从运动、感觉及膀胱功能 3 个方面进行评分。总评分最高为 17 分，最低为 0 分；17 分为正常，分数越低表明功能障碍越明显。

表 2-2-2　颈椎（脊髓损伤）JOA 评分

项目	评分
1. 运动（8 分）	
A. 上肢运动功能	
自己不能持筷或勺进餐	0
能持勺，但不能持筷	1
虽手不灵活，但能持筷	2
能持筷且进行一般家务劳动，但手笨拙	3
正常	4
B. 下肢运动功能	
不能行走	0
即使在平地行走也需用支持物	1
在平地行走可不用支持物，但上楼时需用	2
平地或上楼行走不用支持物，但下肢不灵活	3
正常	4
2. 感觉（6 分）	
A. 上肢	
有明显感觉障碍	0
有轻度感觉障碍或麻木	1
正常	2
B. 下肢	
有明显感觉障碍	0
有轻度感觉障碍或麻木	1
正常	2

续表

项目	评分
C.躯干	
有明显感觉障碍	0
有轻度感觉障碍或麻木	1
正常	2
3.膀胱功能（3分）	
尿潴留	0
重度排尿困难，尿费力，尿失禁或淋漓	1
轻度排尿困难，尿频，尿踌躇	2
正常	3
总分	

改善率 =[（治疗后评分 – 治疗前评分）/（17– 治疗前评分）]×100%。改善率 =100% 表示治愈；改善率＞ 60% 表示显效；改善率为 25%~60% 表示有效；改善率＜ 25% 表示无效

二、腰痛的临床评估

1.Oswestry 功能障碍指数

Oswestry 功能障碍指数（Oswestry disability index，ODI）评估共 10 项内容，每项 6 个问题。分值从 0 分到 5 分，总分为 50 分，分数越高，表明功能障碍越严重（表2-2-3）。

表 2-2-3　ODI 评分

项目	评分标准	评分
疼痛的程度（腰背痛或腿痛）	不痛	0
	轻微痛	1
	中度疼痛	2
	严重疼痛	3
	非常严重的疼痛	4
	痛到什么也做不了	5
生活自理能力	生活完全自理并不引起疼痛	0
	生活完全自理但可引起腰腿痛加剧	1

续表

项目	评分标准	评分
	生活可自理但受腰腿痛影响	2
	日常活动有时需要他人帮助	3
	大部分日常活动需要他人帮助	4
	只能卧床	5
提物	提重物不加重疼痛	0
	能提重物，但腰腿痛加重	1
	不能弯腰提重物	2
	不能弯腰提轻的物品	3
	只能拿桌面上较轻的物品	4
	任何物品都拿不动	5
行走	行走不受限	0
	最多走 1000m	1
	最多走 500m	2
	最多走 100m	3
	只能借助拐杖或手杖行走	4
	只能卧床	5
坐	久坐不受限	0
	可久坐但需要合适的椅子	1
	最多坐 1h	2
	最多坐 0.5h	3
	最多坐 10min	4
	一会儿也不敢坐	5
站立	久站不受限	0
	可久站但疼痛加剧	1
	最多站 1h	2
	最多站 0.5h	3
	最多站 10min	4
	无法站立	5

续表

项目	评分标准	评分
睡眠	睡眠不受影响	0
	吃止痛药睡眠不受影响	1
	最多只能睡 6h	2
	最多只能睡 4h	3
	最多只能睡 2h	4
	疼痛不能入睡	5
性生活状况	性生活完全正常，不导致疼痛加重	0
	性生活完全正常，但导致疼痛加重	1
	性生活基本正常，但会很痛	2
	由于疼痛，性生活完全受限	3
	由于疼痛，基本没有性生活	4
	由于疼痛，根本没有性生活	5
社会生活状况	社会生活完全正常，疼痛不会因此加重	0
	社会生活完全正常，但会加重疼痛	1
	疼痛对社会生活影响不大，但会限制重体力活动	2
	疼痛对社会生活有影响，基本不能出家门	3
	疼痛限制参加社会活动，只能在家从事一些社会活动	4
	由于疼痛，根本无法从事任何社会活动	5
旅行状况	能到任何地方去旅行，不会疼痛	0
	能去任何地方旅行，但会加重疼痛	1
	由于疼痛，外出郊游不超过 2h	2
	由于疼痛，外出郊游不超过 1h	3
	由于疼痛，外出郊游不超过 0.5h	4
	由于疼痛，根本无法外出	5

2. 腰椎 JOA 评分

腰椎 JOA 评分从主观症状、临床体征、日常活动受限度及膀胱功能 4 个方面
进行评分。总评分最高为 29 分，最低为 0 分，分数越低表明功能障碍越明显（表
2-2-4）。

表 2-2-4　腰椎 JOA 评分

项目	评分
1. 主观症状（9分）	
A. 下腰背痛	
无任何疼痛	3
偶尔轻微疼痛	2
频发的轻微疼痛或偶发严重疼痛	1
频发或持续严重疼痛	0
B. 下肢痛和（或）麻木刺痛	
无任何疼痛	3
偶尔轻微疼痛	2
偶尔轻微疼痛或偶发严重疼痛	1
频发或持续严重疼痛	0
C. 步态	
正常	3
即使感觉肌肉无力，也可步行超过 500m	2
步行不足 500m 即可出现下肢痛、刺痛、无力	1
步行不足 100m 即出现下肢痛、刺痛、无力	0
2. 临床体征（6分）	
A. 直腿抬高试验（包括加强实验）	
正常	2
30°~70°	1
< 30°	0
B. 感觉障碍	
无	2
轻度障碍	1
明显障碍	0
C. 运动障碍	
正常（肌力 5 级）	2

续表

项目	评分
轻度无力（肌力 4 级）	1
明显无力（肌力 0~3 级）	0

3. 日常活动受限度（14 分）

A. 平卧翻身

正常	2
轻度受限	1
明显受限	0

B. 站立（大约 1h）

正常	2
轻度受限	1
明显受限	0

C. 洗漱

正常	2
轻度受限	1
明显受限	0

D. 前屈

正常	2
轻度受限	1
明显受限	0

E. 坐位

正常	2
轻度受限	1
明显受限	0

F. 举重物

正常	2
轻度受限	1
明显受限	0

续表

项目	评分
G. 行走	
正常	2
轻度受限	1
明显受限	0
4. 膀胱功能（−6~0分）	
正常	0
轻度受限	−3
明显受限（尿潴留、尿失禁）	−6
总分	

总评分 < 10 分为差，总评分 10~15 分为中，总评分 16~24 分为良，总评分 25~29 分为优。改善率 =[（治疗后评分 − 治疗前评分）/（29− 治疗前评分）]×100%。改善率 =100% 表示治愈；改善率 > 60% 表示显效；改善率为 25%~60% 表示有效；改善率 < 25% 表示无效

第二节　疼痛评估

一、疼痛数字评价量表

疼痛数字评价量表（numerical rating scale，NRS）用 0~10 代表不同程度的疼痛：0 为无痛，1~3 为轻度疼痛（疼痛尚不影响睡眠），4~6 为中度疼痛，7~9 为重度疼痛（不能入睡或睡眠中痛醒），10 为剧痛。询问患者疼痛的严重程度，作出标记，或者让患者自己圈出一个最能代表疼痛程度的数字。此方法目前在临床上应用广泛（图 2-2-1）。

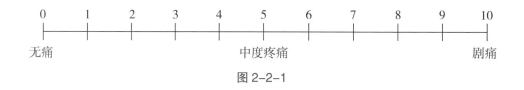

图 2-2-1

二、面部表情疼痛量表

面部表情疼痛量表（face pain scale，FPS）使用从快乐到悲伤再到哭泣的 6 种不同表现的面部表情代表不同程度的疼痛，简单易懂，应用广泛，不能完全用语言表达的幼儿也可使用（图 2-2-2）。

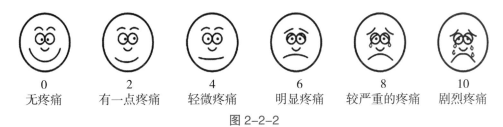

| 0 | 2 | 4 | 6 | 8 | 10 |
| 无疼痛 | 有一点疼痛 | 轻微疼痛 | 明显疼痛 | 较严重的疼痛 | 剧烈疼痛 |

图 2-2-2

三、言语描述量表

言语描述量表（verbal rating scale，VRS）采用无痛、轻度疼痛、中度疼痛、重度疼痛（0~Ⅲ级）表达疼痛程度，该方法易于理解，可随时口头表达，沟通方便，能够满足患者的心理需求，但不适用于语言表达障碍的患者。

0 级：无痛。

Ⅰ级（轻度）：有疼痛但可忍受，生活正常，睡眠无干扰。

Ⅱ级（中度）：疼痛明显，不能忍受，要求服用镇静药物，睡眠受干扰。

Ⅲ级（重度）：疼痛剧烈，不能忍受，需使用镇痛药物，睡眠受严重干扰，可伴自主神经紊乱或被动体位。

四、视觉模拟法

视觉模拟法（visual analogue scale，VAS）采用画图的方式或评分尺供检查者使用。在纸上或尺上画 10cm 长的线段，直线左端表示无痛，右端表示极痛，中间表示中度疼痛。让患者目测后在线段上定出某一点，表示疼痛程度，便于前后对比。注意：线段显示清楚，教会患者保存记录（图 2-2-3）。

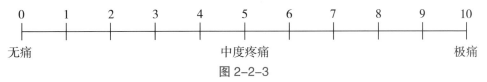

图 2-2-3

五、压力测痛法

先找准痛点，将压力测痛级探头垂直对准痛点，逐渐加力下压到引起疼痛，记录指针刻度。刚引起疼痛时的刺激量为痛阈，继续加力，直到不能忍受时停止，记录指针刻度，此时为耐痛阈，同时记录疼痛部位。

第三节 感觉评估

检查时必须注意嘱患者闭眼，以避免主观或暗示作用。如果患者无神经系统疾病的临床症状或其他体征，通过感觉功能检查可以简要地判断远端指（趾）的正常感觉是否存在，此时仅选择触觉、痛觉和振动觉检查。否则，患者需依次进行下列感觉功能检查。

一、浅感觉检查

1. 痛　觉

用别针的针尖轻刺患者皮肤，询问患者是否疼痛。为避免患者将触觉与痛觉混淆，应交替使用别针的针尖和钝头进行检查比较。两侧对比，记录痛感障碍类型（正常、过敏、减退或消失）与范围。痛觉障碍见于脊髓丘脑侧束损害。

2. 触　觉

用棉签轻触患者的皮肤或黏膜，询问有无感觉。触觉障碍见于脊髓丘脑前束和后索病变。

3. 温度觉

用盛有热水（40~50℃）或冷水（5~10℃）的试管交替接触患者皮肤2~3s，嘱患者辨别冷热感。温度觉障碍见于脊髓丘脑侧束损害。

二、深感觉检查

1. 运动觉

检查者轻轻夹住患者的手指或足趾两侧，向上或向下移动，令患者根据感觉说出"向上"或"向下"。运动觉障碍见于后索病变。

2. 位置觉

检查者将患者的肢体摆成某一姿势，请患者描述该姿势或用对侧肢体模仿，位置觉障碍见于后索病变。

3. 振动觉

用震动着的音叉（128Hz）柄置于骨突处（如内、外踝，手指，桡尺骨茎突，胫骨，髌骨等），询问有无震动感觉，判断两侧有无差别，振动觉障碍见于后索病变。

三、复合感觉检查

复合感觉是大脑综合分析的结果，也被称为皮质感觉。

1. 皮肤定位觉

检查者以手指或棉签轻触患者皮肤某处，让患者指出被触部位。该功能障碍见于皮质病变。

2. 两点辨别觉

以钝脚分规轻轻刺激皮肤上的两点，检测患者辨别两点的能力，再逐渐缩小间距，直到患者感觉为一点时，测其实际间距，两侧比较。正常情况下，在手指上的辨别间距是2mm，足趾为3~8mm，手掌为8~12mm，后背为40~60mm。检查时应注意个体差异，必须两侧对照。当触觉正常而两点辨别觉障碍时通常为额叶病变。

3. 实体觉

嘱患者用单手触摸熟悉的物体，如手机、钥匙、硬币等，并说出物体的名称。先测功能差的一侧，再测另一侧。实体觉功能障碍见于皮质病变。

4. 体表图形觉

在患者的皮肤上画图形（圆形、方形、三角形等）或写简单的文字（一、二、十等），观察其能否识别，须双侧对照。如有障碍，常为丘脑水平以上病变。

第四节 反射评估

一、浅反射

1. 腹壁反射

（1）操作方法：患者仰卧位，下肢屈曲，使腹壁松弛，然后用钝头竹签分别沿肋缘下（T7~T8）、脐平（T9~T10）及腹股沟上（T11~T12）的平行方向，由外向内轻划腹壁皮肤。

（2）正常反应：局部腹肌收缩。

（3）结果解释：上、中、下部反射消失分别见于上述不同平面的胸髓病损，双侧上、中、下部反射均消失见于昏迷和急性腹膜炎患者，一侧上、中、下部反射消失见于同侧锥体束病损。

（4）注意事项：肥胖、老年患者及经产妇由于腹壁过于松弛也会出现腹壁反射减弱或消失。

2. 提睾反射

（1）操作方法：患者仰卧位，下肢屈曲，使腹壁放松，用钝头棉签由下而上轻划股内侧上方皮肤。

（2）正常反应：引起同侧提睾肌收缩，睾丸上提。

（3）结果解释：双侧反射消失见于 L1~L2 节段病损，一侧反射减弱或消失见于锥体束损害。

（4）注意事项：局部病变如腹股沟疝、阴囊水肿等也可影响提睾反射。

3. 肛门反射

（1）操作方法：轻划肛门周围皮肤。

（2）正常反应：引起肛门外括约肌收缩。

（3）结果解释：出现反射障碍提示 S4~S5 节段损伤或肛尾神经病损。

4. 球 – 肛门反射

（1）操作方法：检查者用一个手指插入受试者的肛门，另一手的手指轻微刺激男性的龟头或女性的阴蒂。

（2）正常反应：引起肛门外括约肌收缩。

（3）结果解释：出现反射障碍提示 S4~S5 节段损伤或处于脊髓休克期。

二、深反射

反射不对称是神经损害的重要定位体征。

1. 肱二头肌反射

（1）操作方法：患者前臂屈曲，检查者以左手拇指置于患者肘部肱二头肌腱上，然后右手持叩诊锤叩左拇指。

（2）正常反应：肱二头肌收缩，前臂快速屈曲。

（3）结果解释：反射中枢为颈髓 5~6 节段。

2. 肱三头肌反射

（1）操作方法：患者外展上臂，半屈肘关节，检查者用左手托住其前臂，右手用叩诊锤直接叩击尺骨鹰嘴上方肱三头肌肌腱。

（2）正常反应：肱三头肌收缩，引起前臂伸展。

（3）结果解释：反射中枢为颈髓 6~7 节段。

3. 桡骨膜反射

（1）操作方法：患者前臂置于半屈半旋前位，检查者左手托住腕部，保持自然垂腕，另一手随即以叩诊锤叩桡骨茎突。

（2）正常反应：可引起肱桡肌收缩，发生屈肘和前臂旋前动作。

（3）结果解释：反射中枢为颈髓 5~6 节段。

4. 膝反射

（1）操作方法：坐位检查时，患者小腿完全放松下垂；卧位检查时患者取仰卧位，检查者以左手托起膝关节使之屈曲约120°，用右手持叩诊锤叩击髌骨下方的股四头肌肌腱。

（2）正常反应：引起小腿伸展。

（3）结果解释：反射中枢为腰髓 2~4 节段。

5. 踝反射（跟腱反射）

（1）操作方法：患者仰卧位，微屈髋屈膝，下肢外旋外展位。检查者左手将患者足背屈成直角，以叩诊锤叩击跟腱。

（2）正常反应：腓肠肌收缩，足向跖面屈曲。

（3）结果解释：反射中枢为骶髓 1~2 节段。

第五节 运动功能评估

一、姿势评估（表 2-2-5~ 表 2-2-7）

　　患者脱去外衣，尽可能暴露检查部位，双足分开 15cm 站立，双手自然下垂，分别从后面、侧面、前面进行观察，可自上而下或自下而上进行。

表 2-2-5　姿势评估表（后面观）

左侧	部位	右侧
	耳部高度	
	头部与颈部倾斜	
	颈部旋转	
	颈椎排列	
	肩膀高度	
	肌肉容积与张力	
	肩胛骨内收或外展	
	肩胛下角高度	
	肩胛骨旋转	
	翼状肩	
	胸椎	
	胸廓	
	皮肤皱褶	
	上肢姿势	
	肘关节姿势	
	手部姿势	
	腰椎	

续表

左侧	部位	右侧
	骨盆	
	髂后上棘	
	骨盆旋转	
	臀线	
	大腿肌肉容积	
	膝关节	
	小腿肌肉容积	
	小腿中线	
	跟腱	
	踝关节	
	足部姿势	
	其他观察	

表 2-2-6　姿势评估量表（侧面观）

左侧	部位	右侧
	头部	
	颈椎	
	颈胸椎连接	
	肩部	
	胸部	
	腹部	
	腰椎	
	骨盆	
	肌肉容积	
	膝盖	
	踝关节	
	足	
	其他观察	

表 2-2-7　姿势评估量表（前面观）

左侧	部位	右侧
	面部	
	颈部姿势	
	肌肉张力	
	颈椎	
	肩膀高度	
	圆肩	
	胸部	
	提携角	
	手臂	
	腕和手	
	腹部	
	骨盆	
	肌肉容积	
	膝关节内翻或外翻	
	髌骨位置	
	膝关节旋转	
	Q 角	
	胫骨	
	脚踝	
	足部姿势	
	扁平足或高弓足	

二、脊柱侧弯评估

　　按照 Cobb 法进行角度测量。首先，在正位 X 线上确定侧凸的上、下端椎体。自侧凸的顶点椎体开始，下端椎体下方或上端椎体上方的椎间隙在侧凸的凹侧开始增宽。一般而言，在侧凸范围内，凸侧的椎间隙常常宽于凹侧。当椎体发生明显楔形变时，椎体形态可变为凸侧宽而凹侧窄（而不是椎间隙）状况。然后，沿上端椎体上终板和下端椎体下终板各画一条直线。如果终板不清楚，可用椎弓根替代。对于较大的弯曲，这两条直线在 X 线上可相交，其交角即为 Cobb 角；而对于较小的弯曲，则需要根据上、下端椎所画的直线各自引出与之垂直的垂线，两条垂线的夹角即是侧凸的 Cobb 角。通常 Cobb 角可有 3°~5° 的误差。

三、关节活动度评估（表 2-2-8）

表 2-2-8　关节活动度测量表

左	关节	活动度		右
	脊柱	颈椎		
		屈曲	0°~45°	
		伸展	0°~45°	
		侧屈	0°~45°	
		旋转	0°~60°	
		胸腰椎		
		屈曲	0°~80°	
		伸展	0°~30°	
		侧屈	0°~40°	
		旋转	0°~45°	
	髋	屈曲	0°~120°	
		伸展	0°~30°	
		外展	0°~40°	
		内收	0°~35°	
		内旋	0°~45°	
		外旋	0°~45°	
	膝	屈曲	0°~135°	
		过伸	0°~5°/10°	
	踝	背屈	0°~15°	
		跖屈	0°~50°	
		内翻	0°~35°	
		外翻	0°~20°	

四、肌力评估

1. Lovett 肌力分级评估标准（表 2-2-9）

表 2-2-9　Lovett 肌力分级评估标准

0 级	无可测知的肌肉收缩
1 级	有轻微收缩，但不能引起关节活动
2 级	在去重力状态下能完成关节全范围运动
3 级	能抗重力完成关节全范围运动，但不能抗阻力
4 级	能抗重力及轻度阻力完成关节全范围活动
5 级	能抗重力及抗充分阻力完成关节全范围活动

2. 背肌耐力评估

患者俯卧位，双手抱头，脐以上的躯干部分在床沿外，固定双下肢，伸直后背部，使上部躯干悬空至水平位，低于水平位为终止。记录其能维持此姿势位的最长时间，一般以 1min 为正常。

3. 腹肌耐力评估

患者仰卧位，双下肢伸直并拢，抬高 45°，记录其能维持的最长时间，也以 1min 为正常值（注意此时实际不仅测试腹肌耐力，同时也包含了髂腰肌的耐力）。

4. 肌张力评估（表 2-2-10）

表 2-2-10　改良 Ashworth 分级法评定标准

级别	评定标准
0 级	肌张力无增加，被动活动患侧肢体在关节活动范围（ROM）内均无阻力
1 级	肌张力稍增加，被动活动患侧肢体到中末端时有轻微阻力
1+ 级	肌张力稍增加，被动活动患侧肢体在前 1/2 ROM 有轻微卡住的感觉，后 1/2 ROM 有轻微阻力
2 级	肌张力轻度增加，被动活动患侧肢体在大部分 ROM 内均有阻力，但仍可以活动
3 级	肌张力高度增加，僵直，被动活动十分困难
4 级	僵直，不能活动

五、步态评估

1.Holden 步行功能分级

Holden步行功能分级能够评价步行能力,分为0~5级,级别越高,步行能力越强。

0 级:患者不能行走或完全依靠轮椅或需 2 人以上的帮助。

1 级:患者需要使用双拐或 1 人持续有力地搀扶才能行走及保持平衡。

2 级:患者持续或间断需要 1 人帮助使自己平衡或协调,或需使用膝 – 踝 – 足矫形器（KAFO）、踝 – 足矫形器（AFO）、单拐、手杖等以保持平衡和保证安全。

3 级:患者能行走但不正常或不安全,需1人监护或言语指导,而无须身体接触。

4 级:患者在平面上可独立步行,但在上台阶、斜面或不平的地面时需要帮助或监护。

5 级:患者可独立地去任何地方。

2.Tinetti 步态评估量表

Tinetti 步态评估量表（表 2-2-11）常与 Tinetti 平衡评估量表联合使用。步态总评分为 12 分,平衡总评分为 16 分,二者总分为 28 分。

表 2-2-11　Tinetti 步态评估量表

项目	评分标准	评分
步行启动（发出"走"的口令后立即启动）	犹豫或多次尝试迈步	0
	没有犹豫	1
步幅（右足）	右足迈步未超过左足	0
	右足迈步超过左足	1
步幅（左足）	左足迈步未超过右足	0
	左足迈步超过右足	1
足廓清动作（右足）	右足不能完成足廓清	0
	右足能完成足廓清	1
足廓清动作（左足）	左足不能完成足廓清	0
	左足能完成足廓清	1
步幅对称性	左右步幅不等	0
	左右步幅相等	1

项目	评分标准	评分
步伐连贯性	前后步之间停顿或节奏不连贯	0
	前后步之间节奏连贯	1
行走路线	明显的偏斜	0
	轻度或中度偏斜，或使用助行器	1
	独立直线行走	2
躯干	显著摇摆或使用助行器	0
	无摇摆，但膝关节或腰背屈曲，或行走时上肢向外伸展	1
	无摇摆，无膝关节或腰背屈曲，无上肢外展，不使用助行器	2
站立相（从后方观察）	一脚向前迈过另一只脚时双脚分开，互不接触	0
	一脚向前迈过另一只脚时几乎触及对方	1

老年人：< 19 分，有跌倒高风险；19~24 分，有跌倒中风险。帕金森患者：< 17.5 分应注意跌倒风险。中风患者：< 20 分有跌倒风险

第六节　日常生活能力评估

一、改良 Barthel 指数评分（表 2-2-12）

表 2-2-12　改良 Barthel 指数评分

项目	评分标准	评分
进食	完全独立	10
	少量帮助	8
	中等帮助	5
	大量帮助	2
	完全依赖	0

项目	评分标准	评分
洗澡	完全独立	5
	少量帮助	4
	中等帮助	3
	大量帮助	1
	完全依赖	2
个人卫生	完全独立	5
	少量帮助	4
	中等帮助	3
	大量帮助	1
	完全依赖	0
穿衣	完全独立	10
	少量帮助	8
	中等帮助	5
	大量帮助	2
	完全依赖	0
大便控制	完全独立	10
	少量帮助	8
	中等帮助	5
	大量帮助	2
	完全依赖	0
小便控制	完全独立	10
	少量帮助	8
	中等帮助	5
	大量帮助	2
	完全依赖	0

项目	评分标准	评分
如厕	完全独立	10
	少量帮助	8
	中等帮助	5
	大量帮助	2
	完全依赖	0
转移	完全独立	15
	少量帮助	12
	中等帮助	8
	大量帮助	3
	完全依赖	0
行走	完全独立	15
	少量帮助	12
	中等帮助	8
	大量帮助	3
	完全依赖	0
轮椅操作*	完全独立	5
	少量帮助	4
	中等帮助	3
	大量帮助	1
	完全依赖	0
上下楼梯	完全独立	10
	少量帮助	8
	中等帮助	5
	大量帮助	2
	完全依赖	0

* 仅在不能步行时评定此项

≥60分: 生活基本自立。41~59分: 中度功能障碍, 生活需要帮助。21~40分: 重度功能障碍, 生活需要大量帮助。≤20分: 生活完全依赖

二、功能独立性评定（表2-2-13）

表2-2-13　功能独立性评定量表

运动功能	自理能力	进食
		梳洗修饰
		洗澡
		穿上衣
		穿裤子
		上厕所
	括约肌控制	排尿控制
		排便控制
	转移	床、椅、轮椅间
		如厕
		盆浴或淋浴
	行走	步行／轮椅
		上下楼梯
认知功能	交流	理解
		表达
	社会认知	社会交往
		解决问题
		记忆

功能独立性评定的评分标准如下。

（1）独立（活动中无须他人帮助）。

·完全独立（7分）：构成活动的所有作业均能规范、完全地完成，无需修改或使用辅助设备及用品，并在合理的时间内完成。

·有条件的独立（6分）：具有下列一项或几项，即活动中需要辅助设备，活动需要的时间比正常情况长，或需要安全方面的考虑。

（2）依赖（为了进行活动，患者需要他人予以监护或身体的接触性帮助，或者不进行活动）。

①有条件的依赖，即患者付出50%或更多的努力，其所需的辅助水平如下。

·监护和准备（5分）：患者所需的帮助只限于备用、提示或劝告，帮助者和患者之间没有身体接触或帮助者仅需要帮助准备必需用品，或帮助戴上矫形器。

·少量身体接触的帮助（4分）：患者所需的帮助只限于轻轻接触，自己能付出 75% 或以上的努力。

·中度身体接触的帮助（3分）：患者需要中度的帮助，自己能付出 50%~75% 的努力。

②完全依赖，即患者需要一半以上的帮助或完全依赖他人，否则活动就不能进行。

·大量身体接触的帮助（2分）：患者付出的努力 < 50%，但 > 25%。

·完全依赖（1分）：患者付出的努力 < 25%。

126分：完全独立。108~125分：基本独立。90~107分：有条件的独立或极轻度依赖。72~89分：轻度依赖。54~71分：中度依赖。36~53分：重度依赖。19~35分：极重度依赖。18分：完全依赖。

第七节　心理学评估

一、焦虑筛查（表2-2-14）

表 2-2-14　焦虑症筛查量表（GAD-7）

项目	没有（0分）	有几天（1分）	一半以上时间（2分）	几乎每天（3分）
感到不安、担心及烦躁				
不能停止或无法控制担心				
对各种各样的事情担忧过多				
很紧张，很难放松下来				
非常焦躁，以至无法静坐				
变得容易烦恼或易被激怒				
感到好像有什么可怕的事会发生				

请患者根据过去两周的情况，判断是否存在表格中描述的状况及发生频率。如果患者发现自己有以上症状，且影响到家庭生活、工作、人际关系，其程度是：

没有困难 ＿＿，有一些困难 ＿＿，很多困难 ＿＿，非常困难 ＿＿。

评分标准：

0~4 分：没有焦虑症。5~9 分：可能有轻度焦虑症。10~13 分：可能有中度焦虑症。14~18 分：可能有中重度焦虑症。19~21 分：可能有重度焦虑症。

二、抑郁筛查（表 2-2-15）

在过去的两周里，患者生活中出现以下症状的频率如何？把相应的分数加起来。

表 2-2-15　抑郁症筛查量表（PHQ-9）

项目	没有（0分）	有几天（1分）	一半以上时间（2分）	几乎每天（分3）
做什么事都没兴趣，没意思				
感到心情低落，抑郁，没希望				
入睡困难，总是醒着，或睡得太多嗜睡				
常感到很疲倦，没劲				
食欲不振或食欲亢进				
自己对自己不满，觉得自己是个失败者，或让家人丢脸了				
无法集中精力，即便是读报纸或看电视时，记忆力下降				
行动或说话缓慢到引起人们的注意或刚好相反，坐卧不安，烦躁易怒，到处走动				
有不如一死了之的念头，或想象怎样伤害自己				

请患者根据过去两周的情况，判断是否存在表格中描述的状况及其发生频率。

如果患者发现自己有以上症状，且影响到家庭生活、工作、人际关系，其程度是：

没有困难 ____，有一些困难 ____，很多困难 ____，非常困难 ____。

评分标准：

0~4 分：没有抑郁症。5~9 分：可能有轻度抑郁症。10~14 分：可能有中度抑郁症。15~19 分：可能有中重度抑郁症。20~27 分：可能有重度抑郁症。

第三篇
颈腰痛常用康复治疗技术

Ⅲ

第一章
物理因子治疗

第一节　低频电疗法

医学上将频率在 1000Hz 以下的脉冲电流称为低频电流或低频脉冲电流。应用低频脉冲电流作用于人体来治疗疾病的方法被称为低频电疗法（low frequency electrotherapy，LFE）。临床上常用的低频电疗法包括感应电疗法、神经肌肉电刺激疗法、功能性电刺激疗法等，本节以感应电疗法为例进行介绍。感应电流是通过电磁感应原理产生的一种双相、不对称的低频脉冲电流。应用感应电流作用于人体治疗疾病的方法被称为感应电疗法。国产直流电疗机一般都同时有感应电流的输出可供单独使用。

一、作用特点

1. 无电解作用
因感应电流是双向的，通电时，电场中组织内的离子呈两个方向来回移动，因此感应电流电解作用不明显。

2. 兴奋正常的神经和肌肉
对人体进行刺激，当脉冲电流频率 > 20Hz 时，可使肌肉发生不完全强直性收缩，当频率上升到 50~60Hz 以上，肌肉即发生完全强直性收缩。感应电流的频率为 50~100Hz，所以当感应电流连续作用于正常肌肉时，可引起完全强直性收缩。由于强直性收缩的力量可以达到单收缩的 4 倍，能够达到训练正常肌肉、增强肌力的目的，但感应电流对完全失神经支配的肌肉无明显刺激作用。

二、治疗作用

1. 兴奋神经肌肉

感应电流的频率为 50~100Hz，能使肌肉发生强直收缩，能锻炼肌肉，可用于防治失用性肌萎缩。

2. 镇　痛

较强的感应电流可引起明显的震颤感和肌肉收缩，能兴奋粗神经纤维，肌肉收缩可改善局部血液循环，促进致痛物质的吸收，具有一定的镇痛作用。

3. 促进局部血液循环

促进局部血液循环的作用机制主要是感应电流引起肌肉收缩，其代谢产物有强烈的扩血管作用；肌肉的节律性收缩能使静脉和淋巴管受挤压排空，促进血液淋巴回流。

三、适应证与禁忌证

1. 适应证

失用性肌萎缩，落枕，肌张力低下，软组织粘连，血液循环障碍，便秘，尿潴留，腰肌劳损，股外侧皮神经炎等。

2. 禁忌证

有出血倾向、急性化脓性炎症、痉挛性麻痹、皮肤破损、感觉过敏、植有心脏起搏器、严重心功能衰竭的患者及孕妇腰腹部。

四、处方举例

诊断：落枕、颈部急性软组织损伤。

感应电疗法：手柄电极固定于患区旁，另一电极固定于颈部患区。采用移动法，耐受阈，10 分钟 / 次，1 次 / 日（图 3-1-1）。

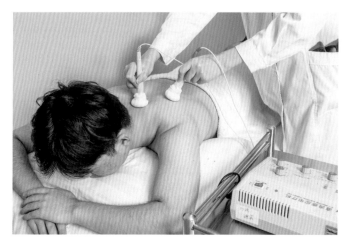

图 3-1-1 颈部急性软组织损伤感应电疗法

第二节 中频电疗法

应用频率 1~100kHz 的电流治疗疾病的方法称为中频电疗法（medium frequency electrotherapy，MFE）。中频电疗法常分为等幅中频正弦电疗法、低频调制的中频电疗法和低中频电混合疗法，临床上常使用前两种（表 3-1-1）。

表 3-1-1 中频电疗法分类

一级分类	二级分类	三级分类
等幅中频正弦电疗法	音频电疗法	
	音频电磁场疗法	
	超音频电疗法	
低频调制的中频电疗法	干扰电疗法	传统干扰电疗法
		动态干扰电疗法
		立体动态干扰电疗法
	由不同波形调制的中频电疗法	正弦调制中频电疗法
		脉冲调制中频电疗法
低中频电混合疗法	音乐 - 电疗法	
	波动电疗法	

一、中频电疗法

（一）作用特点

1. 能克服组织电阻

与低频电流相比，中频电流能作用到更深的组织，不同频率的电流通过人体组织时，产生的电阻不同，低频电流产生的电阻较高。随着电流频率的增加，人体的电阻逐渐下降。中频电疗法应用的电流强度较大，在人体组织中到达的深度也较深。

2. 双向无电解作用

中频电流是频率较高的交流电，正向与负向交替变化较快，无正负极之分。电极下没有酸碱产物产生，皮肤也不会受到酸碱产物的化学刺激而破损，宜使用比较薄的衬垫。

3. 兴奋神经肌肉组织

中频电流对运动、感觉神经的刺激作用虽不及低频电明显，但对自主神经、内脏功能的调节作用却优于低频电流，而且可作用于组织深处，在引起强烈肌肉收缩的同时皮肤无明显刺痛。

4. 镇痛和促进血液循环

治疗结束 10~15min 后，局部开放的毛细血管数量增多，血流速度及血流量均有增加，局部血液循环改善。中频电流对感觉神经有抑制作用，可使皮肤痛阈上升，故有较明显的镇痛作用。

5. 低频调制的中频电流的特点

低频调制的中频电流兼有低、中频电流的特点。干扰电、调制中频电流等所采用的电流既含有中频电流成分，又具有低频电流的特点，而且这类电流没有低频电流的缺点（如作用表浅、对皮肤刺激大、有电解作用等），却兼具了低、中频电流的优点和作用。

（二）治疗作用

1. 促进局部血液循环

局部开放的毛细血管数增多，血流速度及血流量均有增加，改善了局部血液循环。

2. 镇　痛

（1）即时镇痛作用：即时镇痛作用是电疗中和电疗后数分钟或数小时内所发生的镇痛作用。其神经机制包括闸门控制学说、皮层干扰学说、掩盖效应假说。体液机制为电刺激后人体神经系统可以释放出了 5-HT、内源性吗啡样物质。

（2）长效镇痛作用：电流刺激可引起轴突反射，使兴奋传出神经，扩张血管；ATP 等肌肉活动的代谢产物可引起局部血液循环加强，减轻局部充血和局部酸中毒，加速致痛介质和有害的病理或代谢产物的排出，减轻组织间、神经纤维间的水肿和张力，改善营养代谢，调节免疫功能。

3. 消炎作用

中频电流作用于人体组织后血液流速增加，血液循环改善，细胞的通透性增加，炎性物质的吸收和代谢加快，从而达到消炎的作用。

4. 软化瘢痕、松解粘连

中频电刺激可扩大组织细胞间隙，使粘连的结缔组织得到分离，进而达到软化瘢痕和松解粘连的作用。

5. 对骨骼肌和平滑肌的作用

中频电流通过刺激运动神经和肌肉引起正常骨骼肌和失神经肌肉收缩，具有锻炼骨骼肌和防止肌肉萎缩等作用，并有提高平滑肌张力，引起平滑肌收缩，调整自主神经功能的作用。

（三）适应证与禁忌证

1. 适应证

中枢性瘫痪、颈肩腰腿痛、肌肉扭伤、肌纤维组织炎、腱鞘炎、滑囊炎、瘢痕、面神经炎、肌萎缩、胃肠张力低下、尿潴留、慢性盆腔炎、术后肠麻痹等。

2. 禁忌证

恶性肿瘤、急性炎症、有出血倾向、植有心脏起搏器、对电流不耐受的患者及心区、孕妇腰腹部位等。

（四）处方举例

诊断：颈部肌肉劳损。

中频电疗法止痛处方：$50cm^2 \times 2$，于颈部疼痛区并置，耐受阈，20 分钟 / 次，1 次 / 日（图 3-1-2）。

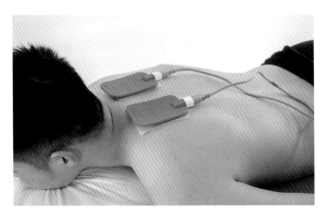

图 3-1-2 颈部肌肉劳损中频电疗法

二、干扰电疗法

将两组频率分别为 4000Hz 与 4000±100Hz 的正弦交流电交叉输入人体，在体内产生低频干扰电场，这种电流被称为干扰电流。应用干扰电流治疗疾病的方法被称为干扰电疗法，即静态干扰电疗法（static interferential current therapy，SICT）。

（一）作用特点

1. 与一般电疗法的区别

干扰电疗法治疗时不是用一种电流而是同时用两种电流，电极交叉输入人体。

2. 频率特点

"内生"电流是干扰电疗法最突出的特点，"内生"的低频调制兼具低频电和中频电的治疗作用，差频的变动可防止机体产生适应性。

（二）治疗作用

1. 镇 痛

干扰电流可以抑制感觉神经，100Hz 或 90~100Hz 差频的干扰电流作用20min 后，皮肤痛阈明显上升，故具有良好的镇痛作用。

2. 促进血液循环

干扰电流作用可使开放的毛细血管数增多，加速渗出物吸收。

3. 治疗和预防肌肉萎缩

干扰电流对运动神经和骨骼肌有兴奋作用，可引起肌肉收缩，故有治疗和预防肌肉萎缩的作用。

4. 调整内脏功能

干扰电作用较深，在人体内部所形成的干扰电场（0~100Hz 差频电流）能刺激自主神经，改善内脏的血液循环，提高胃肠平滑肌的张力。

5. 对内脏平滑肌的作用

干扰电流在机体深部产生 0~100Hz 的差频电流，可促进内脏平滑肌的活动，提高其张力，改善内脏血液循环，调整支配内脏的植物神经。

6. 促进骨折愈合

干扰电能促进骨痂形成，加速骨折愈合。

（三）适应证与禁忌证

1. 适应证

周围神经损伤、神经痛、肩周炎、颈椎病、腰椎间盘突出症、软组织扭挫伤、肌筋膜炎、肌肉劳损、关节炎、狭窄性腱鞘炎、坐骨神经痛、术后肠粘连、注射后硬结、缺血性肌痉挛、雷诺病、胃肠功能紊乱、尿潴留、尿失禁、骨折延迟愈合。

2. 禁忌证

植有心脏起搏器者、急性炎症、有出血倾向、严重心脏病、恶性肿瘤患者以及心区和孕妇腰腹部位。

（四）处方举例

诊断：腰椎间盘突出症。

干扰电疗法：差频为 90~100Hz 及 0~100Hz，吸附电极 4 个，于患侧腰部、大腿后侧与臀部、小腿后外侧交叉放置，耐受阈，20 分钟 / 次，1 次 / 日（图 3-1-3）。

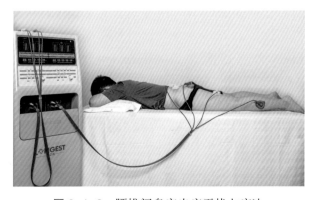

图 3-1-3　腰椎间盘突出症干扰电疗法

第三节　高频电疗法

应用频率＞100kHz 的高频电流作用于人体治疗疾病的方法称为高频电疗法
（high frequency electrotherapy，HFE）。临床上常用的高频电疗法包括短波疗法、
超短波疗法和微波疗法。

一、超短波疗法

应用波长为 1~10m（频率为 30~300MHz）的高频电场作用于人体治疗疾病的
方法为超短波疗法。

（一）作用特点

1. 热效应
高频电是双向交流电，作用于人体时，人体内电解质的正、负离子电离并发
生移动，离子高速往返移动时发生离子间摩擦及与周围媒介质的摩擦，引起能量
的损耗和产热，这种能量的损耗缘于摩擦和克服阻力，故称为欧姆损耗。

偶极子内束缚电荷的位置移动能产生位移电流，偶极子在高频交变电场中高
速旋转时发生相互摩擦及与周围媒介质之间的摩擦，引起能量的损耗，这种损耗
发生于电介质之内，称为介质损耗。

2. 非热效应
在小剂量高频电作用时，虽然组织温度没有升高，但组织内仍有离子的高速
移动、偶极子的高速旋转等效应，并与电磁波的振荡发生谐振，组织的物理、化
学特性发生变化。

（二）治疗作用

1. 改善血液循环
热效应能使局部组织血管扩张，血液、淋巴循环改善、血管和组织细胞通透
性升高，局部组织营养代谢好转。

2. 消　炎
改善神经功能，使炎症病灶的神经兴奋性降低，阻断或减轻病理性冲动的恶
性循环，增强免疫系统功能，促使炎症组织的 pH 值向碱性方向转化，消除组织

89

的酸中毒，利于炎症的逆转。

3. 镇　痛

降低感觉神经的兴奋性，抑制传导；病灶部位的炎症减轻，疼痛也随之减轻。

4. 加快组织修复

超短波有促进肉芽组织和结缔组织再生的作用，故能加速创口愈合。

5. 调节神经功能

神经系统对超短波作用很敏感，中小剂量的超短波作用于头部时，患者常出现嗜睡等中枢神经系统轻度抑制现象。离体的神经肌肉标本实验显示，在兴奋性升高期，超短波电场作用（小剂量）能使之进入显著的抑制状态；在抑制期，超短波电场作用则可使兴奋性升高。

6. 调节内分泌腺和内脏器官的功能

超短波作用于胃肠交感神经、副交感神经，可改善胃肠系统血液循环，刺激胃肠黏膜细胞，进而调节胃肠分泌和吸收功能，同时缓解胃肠痉挛；作用于肾脏，可扩张肾血管，改善微循环，增加肾血流量；作用于肾上腺区，可使肾上腺皮质激素水平升高，48h 后逐渐恢复至原有水平。

（三）适应证与禁忌证

1. 适应证

·炎症性疾病：中耳炎、腮腺炎、鼻窦炎、睑腺炎、疖、痈、蜂窝织炎、下颌感染、压疮、乳腺炎、血肿、牙周炎。

·消化系统疾病：胃炎、肠炎、胆囊炎、阑尾炎。

·泌尿系统疾病：膀胱炎、前列腺炎、急性肾炎、肾盂肾炎。

·呼吸系统疾病：咽炎、气管炎、支气管炎、肺炎、胸膜炎。

·骨关节疾病：滑膜炎、关节积液、退行性改变、风湿性关节炎、类风湿性关节炎、骨折、骨裂、肌腱炎、骨髓炎、骨膜炎。

·血管及神经系统疾病：静脉炎、脉管炎、面神经炎、神经痛。

2. 禁忌证

恶性肿瘤、活动性结核、心血管功能代偿不全、活动性出血、局部金属异物、植有心脏起搏器者、孕妇等，慎用于结缔组织增生性疾病。

（四）处方举例

诊断：梨状肌综合征（右）。

超短波疗法：微热量，气距3cm，中方极，于右臀部与腹股沟区对置，10分钟/次，1次/日（图3-1-4）。

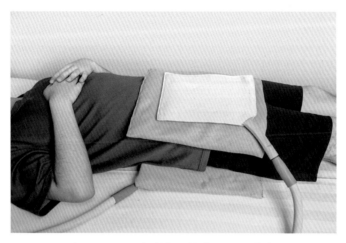

图 3-1-4　右梨状肌综合征超短波疗法

二、微波疗法

波长 1m~1mm，频率 300~300 000MHz 的电磁波为微波。微波分为分米波（波长 100m~10cm，频率 300~3000MHz），厘米波（波长 10~1cm，频率 3000~30 000MHz），毫米波（波长 10~1mm，频率 30000~300 000MHz）三个波段。因分米波与厘米波作用于人体时的生物学效应相似，故通常将分米波疗法与厘米波疗法统称为微波疗法，二者属于特高频波段电磁波，又称特高频电疗法。

（一）作用特点

当微波辐射作用于机体时，一部分微波能量被机体吸收，另一部分被体表及各组织界面反射，富于水分的组织对微波能量的吸收率较高，厘米波辐射于机体时的反射率为 40%~50%，骨骼等组织对微波辐射的反射率较高。

微波对人体组织的穿透能力与它的频率有关，频率高则穿透能力弱，频率低则穿透能力强。微波对组织的穿透能力也与组织对微波能量的吸收率有关，组织的吸收率高则微波对组织的穿透力弱，反之则强。

（二）治疗作用

分米波与厘米波治疗能改善局部血液循环，镇痛，缓解亚急性与慢性炎症，加速组织再生修复，缓解痉挛，调节神经功能，调节内分泌腺和内脏器官的功能。分米波的作用可达深层肌肉，厘米波只达皮下脂肪、浅层肌肉。

（三）适应证与禁忌证

1. 适应证

软组织、内脏、骨关节的亚急性与慢性炎症、伤口延迟愈合、慢性溃疡、坐骨神经痛、扭挫伤、冻伤、颈椎病、腰椎间盘突出症、网球肘、胃十二指肠溃疡。

2. 禁忌证

恶性肿瘤、活动性出血、局部金属异物、植有心脏起搏器者、颅内压增高、青光眼、孕妇。慎用于结缔组织增生性疾病，避免在眼部、睾丸与小儿骨骺部治疗。

（四）处方举例

诊断：腰肌劳损。

微波疗法：30%~40% 脉冲式鞍形辐射器微波治疗，距腰部患区 15cm，15 分钟 / 次，1 次 / 日（图 3-1-5）。

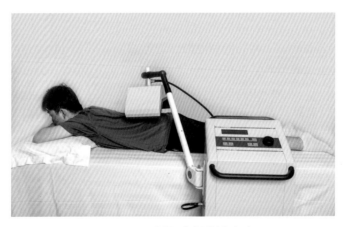

图 3-1-5　腰肌劳损微波疗法

第四节　超声波疗法

超声波是指频率＞ 20kHz，正常人耳不能听见的机械振动波。超声波疗法（ultrasound therapy）是应用超声波治疗疾病的疗法。

一、作用特点

（一）机械作用

超声波是一种在介质中传播的机械波，机械作用是最基本的作用。超声波快速对人体组织产生强大压力，促使细胞的容积和运动发生改变，形成了对组织和细胞的微细按摩作用。在介质中传播反射时可影响介质质点张力、压力及质点巨大的加速度变化，进而产生速度差，即可表现出摩擦力。因此超声波的机械作用可以增强细胞膜的弥散过程，改变细胞膜的通透性，加速血液和淋巴循环，促进新陈代谢，提高组织再生能力。对于坚硬的结缔组织和粘连的组织可以起到软化和松解的作用。

（二）温热作用

超声波在传播的过程中，声能被组织吸收转变成热能，这种热能是由机体组织自身产生的内生热。

1. 影响超声波产热的因素

（1）超声波剂量：超声波的剂量可分为小剂量（$0.1\sim1.5W/cm^2$）、中剂量（$1.6\sim2.9W/cm^2$）、大剂量 $3W/cm^2$。单位时间内剂量强度越大，作用部位的产热越多，热作用越强。不同剂量强度作用下组织的升温情况不同（表 3-1-2）。为避免局部温度过高，常规治疗过程中应移动声头的位置，且声强应控制在 $3W/cm^2$ 以下。

表 3-1-2　不同剂量超声的产热作用

组织	强度	
	$5W/cm^2$，1.5min	$10W/cm^2$，1.5min
肌肉	+1.1 ℃	+2.2 ℃
骨皮质	+5.9 ℃	+10.5 ℃
骨髓	+5.4 ℃	+10.3 ℃

（2）超声波频率：频率越高，穿透越浅，吸收越多，产热越多。同一介质中不同频率的吸收程度也是不同的。

（3）介质性质：各种生物介质在超声波的作用下所吸收的能量是不同的，吸收能量越多则产热越多。同等剂量下,超声波产生热作用最多的是骨与结缔组织,最少的是脂肪与血液。

（4）投射方法：超声波的连续和脉冲投射方式都可使组织产热，但连续式比脉冲式产热多。直接法比间接法产热多，固定法比移动法产热多。

2.温热作用的特点

（1）在组织中产热不均匀：超声波在肌腱、韧带附着点、关节软骨面及骨皮质、骨膜等处产热较多。

（2）血液循环带走热量：超声波作用于机体时，所产生的80%热量都由血液循环带走，所以在血液循环旺盛的组织器官中不会明显出现温度升高，而作用于血液循环较慢的部位，如眼部、睾丸等，将会产生局部聚积的热量，应当注意。

（三）理化作用

超声波的理化作用是机械作用和温热作用引发的一系列物理化学变化的继发作用。

1. 空化作用

当液体作为超声波的介质时，会受到强大的声压作用。处于负声压的液体受到超过内聚力的张力或拉力时，液体中会出现细小的空腔，这种现象叫空化现象，也就是空化作用。一般在低频率时才会产生空化作用，所以临床常用频率中很难发生空化作用。

2. 弥散作用

超声波可以提高生物膜的渗透性，促进生物膜内外物质交换，整个弥散过程加速了组织代谢，促进组织修复。

3. 改变氢离子浓度

超声波作用使组织酸碱度发生改变，pH向碱性转化，治疗剂量的超声波可缓解局部酸中毒，消散炎症，减轻疼痛。

4. 触变作用

超声波可引起液化反应，使凝胶转化为溶胶状态，这种现象叫软化现象，所以超声波可以软化缺水的肌肉、肌腱等病理组织。

5. 解聚和聚合作用

大分子分解成小分子的过程称为解聚作用。许多相似或相同的小分子聚集成一个大分子的过程称为聚合作用。超声波所产生的摩擦力可将化学键断裂，影响蛋白质的分解和合成，刺激细胞的生长。

6. 对物质代谢的作用

小剂量的超声波刺激蛋白质的合成，从而影响酶、激素和神经介质的作用。

二、治疗作用

（一）神经系统

1. 周围神经

治疗剂量的超声波能减慢神经传导速度，降低神经的兴奋性，有明显的镇痛作用；超过一定剂量时，将对周围神经组织造成损害，导致神经功能和形态上的不可逆改变。

2. 中枢神经

中枢神经对超声波较敏感，高频率、固定法、连续式和较大剂量的超声会引起脑组织坏死。低频率、移动法、脉冲式和治疗剂量的超声波在脑组织中能够均匀地传播，不会有太大能量的吸收。目前临床实践表明移动法频率0.8MHz、$1W/cm^2$的连续超声或$1.25W/cm^2$、50%占空比的脉冲超声作用于头部不会引起脑实质损害，被认为是安全的方法和剂量。

（二）循环系统

小剂量超声波可扩张血管，加速血液循环，解除血管痉挛，对冠状动脉供血不足有一定的疗效，还可形成侧支循环，充盈心脏毛细血管，抑制瘢痕形成。大剂量超声波会麻痹血管的运动神经，造成血液循环障碍，引起心脏活动能力的改变，导致心脏缺血性坏死，肉芽组织增生，形成瘢痕。

（三）肌肉和结缔组织

1. 横纹肌

横纹肌对超声波较敏感，小剂量超声波只对功能产生影响，降低痉挛肌肉的张力，松弛肌纤维，解除痉挛。大剂量超声波可使肌纤维变硬、失去弹性，对肌肉造成破坏。

2. 结缔组织

小剂量超声波对有组织缺损的伤口具有刺激肉芽组织生长的作用。中剂量超声波对结缔组织过度增生具有软化消散作用。

3. 皮下脂肪

因为脂肪散热差,所以大剂量超声波会引起局部脂肪组织过热,造成损伤。

(四)骨 骼

小剂量超声波可以增加骨折部位的血流量,促进成骨细胞和骨痂生长。中剂量超声波可引起骨发育不全,大剂量超声波会使骨折愈合延迟,并损害骨髓,因此幼儿骨骺端禁止使用超声波。

(五)皮 肤

超声波疗法可改善皮肤营养,促进真皮再生。使用超声波治疗时,皮肤是首先接触和直接接触的组织,身体各部位的皮肤对超声波的敏感程度不同,以面部最为敏感,腹部次之,四肢较差。治疗剂量下可产生轻微刺激感和温热感。疼痛是超声波治疗剂量过大的指征,当采用连续式、固定法超声波治疗或剂量大于 2.5 W/cm^2 时可使表皮及真皮坏死。

三、适应证与禁忌证

1. 适应证

瘢痕组织、肌肉劳损、软组织扭伤、挫伤、颈椎病、腰椎病、肩关节疾病、膝关节疾病、网球肘、腱鞘炎、颞下颌关节紊乱综合征、腕管综合征、骨折、三叉神经痛、坐骨神经痛、幻肢痛、带状疱疹后遗症神经痛、乳腺炎、乳腺增生、慢性支气管炎、支气管哮喘、扁桃体炎、乳突炎、前列腺炎等。

2. 禁忌证

恶性肿瘤、有出血倾向、化脓性炎症、感染部位、儿童骨骺端、严重心脏病患者的心前区、活动性结核、严重的血栓性静脉炎、多发性血管硬化、孕妇腰腹部、植有心脏起搏器者、严重支气管扩张、放射治疗期间及治疗后半年内、高度近视患者的眼部、消化道大面积溃疡等。

四、处方举例

诊断:颈部肌肉劳损。

超声波治疗:脉冲慢移法,1.2~1.5W/cm^2,置于颈后肌肉劳损处,10分钟/次,1次/日(图3-1-6)。

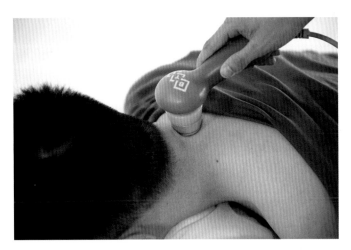

图 3-1-6　颈部肌肉劳损超声波治疗

第五节　磁疗法

磁疗法（magnetotherapy）是指利用磁场的物理特性作用于人体局部或穴位治疗疾病的方法，简称磁疗。

一、作用特点

（1）使用轻便：如静磁疗法，携带使用方便，见效快。

（2）作用广泛：对血液系统、胃肠功能、免疫功能、心血管系统等都有一定作用。

（3）双向性：对于胃肠蠕动缓慢者，可促进胃肠蠕动；对于胃肠蠕动过快者，可抑制胃肠蠕动；对于痉挛的平滑肌可起到松弛作用。

（4）无损伤性：对人体无创，作用温和，无不良反应。

（5）迟发反应：磁场作用不会即刻出现，也不会即刻消失，磁片贴敷的迟发反应尤其明显。

（6）积累效应：磁场作用时间越长，强度和梯度越强，生物效应越显著。

（7）对细菌的影响：磁场对大肠杆菌、金黄色葡萄球菌、溶血性链球菌等细菌有杀灭作用，对绿脓杆菌无抑制和杀灭作用。

二、治疗作用

（1）镇痛：改善血液循环，纠正因缺血、缺氧、水肿、致痛物质聚集等引起的疼痛；加快致痛物质分解转化从而减轻疼痛；降低神经末梢兴奋性及阻滞感觉神经传导以减轻疼痛；作用于穴位，可通经活络缓解疼痛。

（2）镇静：低强度磁场对大脑皮层的抑制加强，从而达到镇静效果。

（3）消炎：改善局部血液循环，提高组织通透性，使炎性物质得以吸收。

（4）消肿：磁场有抗渗出和促进吸收的双重作用。

（5）降血压：通过穴位治疗降低血压，调节神经和血管功能、扩张血管、降低外周阻力。尤其对 1 级和 2 级高血压有较好的疗效。

（6）止泻：增强 ATP 酶活性，使小肠吸收功能加强；增强胆碱酯酶活性，使肠道分泌减少、蠕动减慢，利于水分和其他营养物质在肠黏膜的吸收；具有抗渗出作用。

（7）促进骨折愈合。

三、适应证与禁忌证

1.适应证

外科疾病：扭挫伤、颈椎病、落枕、腰椎间盘突出症、腰肌劳损、肩周炎、肱骨外上髁炎、腱鞘囊肿、腕管综合征、血肿、骨折、骨不连。

内科疾病：腹泻、胃炎、高血压、风湿性关节炎、肠炎、胃炎、三叉神经痛、面神经麻痹、失眠。

妇科疾病：痛经、盆腔炎、乳腺增生。

皮肤科疾病：静脉曲张、慢性皮肤溃疡、带状疱疹、神经性皮炎。

五官科：睑腺炎、鼻炎、牙痛、耳廓假性囊肿。

2.禁忌证

生命体征不平稳者、危重患者、体质极度虚弱、高热、不能耐受磁疗副作用者、孕妇腰腹部、植有心脏起搏器者的心前区。

四、处方举例

诊断：腰肌劳损。

磁振热治疗仪治疗：中热量，置于腰痛区，20分钟/次，1次/日（图3-1-7）。

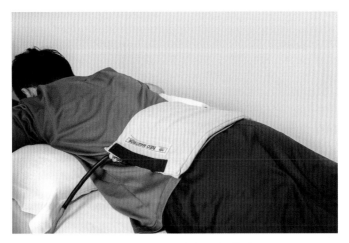

图 3-1-7　腰肌劳损磁振热疗法

第六节　传导热疗法

应用各种热源为介体，将热量直接传导至人体以达到治疗作用的方法被称为传导热疗法（conductive heat therapy）。传导热疗法的作用特点是所需设备简单，操作容易，应用范围广。临床中常见的传导热疗法包括石蜡疗法、湿热袋疗法、泥疗法、地蜡疗法、坎离砂疗法等。本节以石蜡疗法为例介绍传导热疗法在颈腰痛治疗方面的应用。石蜡疗法是利用加热溶解的石蜡作为导热体将热能传递至机体以治疗疾病的方法。

一、作用特点

1. 温热作用
石蜡具有热容量大，储热能大，导热性小的物理特性，且石蜡无对流现象，因此能使治疗部位耐受较高的温度（55~60℃），可使局部温度升高8~12℃，保持时间长。

2. 机械作用
石蜡在冷却时体积缩小，可对治疗部位组织产生轻微的挤压，促进温度向深部组织传递。

3. 化学作用

石蜡中的矿物油对皮肤具有一定的化学作用。

二、治疗作用

1. 促进局部血液循环

局部组织在进行石蜡疗法后，皮肤毛细血管扩张，血流增快，血流量增加，促进局部组织新陈代谢。同时机械压迫作用也可使局部皮肤表面毛细血管轻微受压，防止组织内淋巴液和血液渗出，减轻组织水肿，具有很好的消炎和止痛的效果。

2. 软化瘢痕组织和挛缩的肌腱

石蜡的机械压迫可使皮肤保持柔软和弹性，提高皮肤的紧张度。对瘢痕和肌腱挛缩具有软化和松解的作用，从而减轻因瘢痕挛缩引起的疼痛。

3. 促进上皮组织生长

石蜡疗法可使局部皮肤代谢增强，同时可以保持创面湿润，石蜡中所含的某些碳氢化合物能够刺激上皮的生长，加速上皮再生。

三、适应证与禁忌证

1. 适应证

腰背肌筋膜炎、颈椎病、腰椎间盘突出症、术后瘢痕组织、肌肉挛缩、软组织扭挫伤恢复期、肌纤维组织炎、肌肉痉挛等。

2. 禁忌证

高热、昏迷、急性化脓性炎症、恶性肿瘤、有出血倾向的患者及孕妇腰腹部禁用，周围神经损伤等引起局部感觉障碍者慎用。

四、处方举例

诊断：颈椎病。

蜡疗（蜡饼法）：温热量，置于颈部、肩部、手臂痛点，20分钟/次，

1次/日（图3-1-8）。

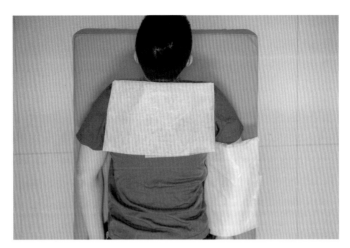

图 3-1-8　颈椎病石蜡疗法

第七节　冷疗法

应用比人体温度低的物理因子（冷水、冰等）刺激皮肤或黏膜以治疗疾病的方法被称为冷疗法（cold therapy）。冷疗法温度通常为0℃以上，低于体温，作用于人体后，不引起组织损伤，通过寒冷刺激引起机体发生一系列功能改变，来达到治疗疾病的目的。

一、作用特点

（1）冷刺激作用于躯体可使组织的温度下降，冷因子的降温作用是冷疗各种作用的基础。

（2）冷因子作用局部皮肤时会导致浅层组织血管收缩，从而使局部血流量减少。

（3）冷刺激会影响运动神经和感觉神经的神经传导速度。

（4）细胞受到冷刺激时，需氧量显著降低，因此可大幅减缓受伤组织的新陈代谢速率，降低损伤组织对氧和其他营养物质的需求。

二、治疗作用

1.对神经系统的影响

（1）兴奋作用：瞬时间的寒冷刺激可使神经兴奋性升高。

（2）抑制作用：持续的冷作用主要使神经的兴奋性降低。

2.对血液循环系统的作用

对周围血管的作用：短时间的冷刺激后，受刺激部位的血液循环得到改善，出现反应性充血、皮肤发红、皮温升高，可防止局部组织因缺血而导致损伤。当刺激皮肤时间较长（超过30min），使皮肤温度冷却到8~15℃时，血管的舒缩力消失，小静脉及毛细血管扩张，外周血流量明显减少，皮肤发绀、变冷。因此，对急性期炎症性水肿、创伤性水肿及血肿的消退有良好的疗效。

对心血管的作用：冷疗对心血管系统不会造成过度负荷。对心脏局部进行冷敷可使迷走神经兴奋性增强，心率减慢，心排出量减少，从而引起血压降低。

3.对消化系统的作用

促进作用：对腹部进行冷敷4~18min后，会引起胃及大部分胃肠道反射性活动增强，胃液及胃酸分泌增多。

抑制作用：饮用冷水或使胃冷却时，胃血流量降低，胃液分泌减少，胃的蠕动减慢，胃排空时间延长。

止血：胃出血或上消化道出血时，可在病灶局部相应部位进行冰敷。

4.对肌肉的作用

兴奋作用：短时间的冷刺激对肌肉组织有兴奋作用。

抑制作用：长时间的冷刺激可使骨骼肌的收缩期、舒张期及潜伏期延长，降低肌张力，降低肌肉的收缩力。

5.对皮肤及组织代谢的作用

降低皮肤温度可使组织代谢率下降，耗氧量减少，炎性介质活性降低，代谢性酸中毒减轻。

6.对炎症和免疫反应的影响

对炎症反应的影响：冷疗可以促进局部组织血管收缩，降低组织代谢，抑制血管的炎性渗出和出血，并可缓解疼痛。

对免疫反应的影响：局部冷疗可以降低炎性介质的活性。

三、适应证与禁忌证

1.适应证

一般用于急性期：减轻急性创伤（48h内）导致的炎症和水肿，轻微烧伤和烫伤的即时治疗，疼痛、软组织损伤、关节炎症、痉挛状态、内脏出血、扁桃体术后喉部出血或水肿、类风湿性关节炎、早期蛇咬伤的辅助治疗，高热、中暑的物理降温，重型颅脑损伤的亚低温治疗。

2.禁忌证

严重内科疾病（高血压病，心、肺、肾功能不全等），不耐受低温或对低温过敏，局部感觉及血液循环障碍，言语、认知功能障碍者慎用。

四、处方举例

诊断：腰部急性损伤。

冷疗法（冰敷法）：将致冷物质置于腰部痛区，5~10分钟/次，2~3次/日（图3-1-9）。

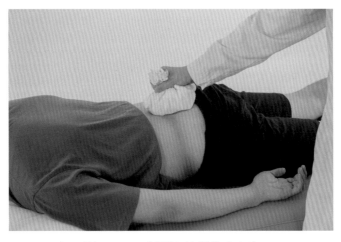

图3-1-9　腰部急性损伤冷疗法

第八节　红外线疗法

应用各种光辐射作用于人体以达到治疗和预防疾病的方法被称为光疗法，光疗法包括红外线、可见光、紫外线及激光等疗法。本节主要介绍红外线疗法。

红外线疗法（infrared therapy，IT）是应用红外线治疗疾病的方法。光谱中波长范围为 760nm~400μm 的光线称为红外线，是一种不可见光线。因其波长较长，光量子的能量低，生物学效应主要是热作用，故又称为热射线。医用红外线分为近红外线（或短波红外线）和远红外线（或长波红外线）。近红外线的波长为 0.76~1.5μm，可穿入人体组织 30~80mm；远红外线波长为 1.5~400μm，多被表层皮肤吸收，穿透组织深度约 5mm。

一、作用特点

红外线的生理作用主要是热作用，这是红外线治疗作用的基础。热作用可以加速化学反应过程，扩张毛细血管，加快血流，改善局部血液循环，加强组织营养代谢，并能提高免疫功能。

二、治疗作用

1. 缓解肌肉痉挛
热作用可以减弱骨骼肌和胃肠道平滑肌的肌张力，降低肌梭中 γ 神经纤维兴奋性，使牵张反射减弱，肌张力下降，肌肉松弛。

2. 消炎作用
红外线照射可升高局部温度，改善循环，促进渗出物吸收，消除肿胀，提高免疫功能，提高吞噬细胞的吞噬能力，利于慢性炎症的吸收、消散。

3. 镇痛作用
热能可降低感觉神经的兴奋性，提高痛阈，并可缓解肌肉痉挛、消肿、消炎和改善血液循环，缓解疼痛。

4. 促进组织再生

红外线能改善组织营养，促进成纤维细胞和纤维细胞的再生，促进肉芽生长，增强组织修复和再生功能，加速伤口愈合。

5. 减轻术后粘连、软化瘢痕

热作用可以使伤口表面干燥，促进组织肿胀吸收和血肿消散，减轻术后粘连和促进瘢痕软化。

三、适应证及禁忌证

1. 适应证

亚急性、慢性疼痛及炎症，如扭伤、腰肌劳损、软组织肿胀、肌痉挛、风湿性关节炎、滑囊炎、肌纤维织炎、浅静脉炎、皮肤溃疡、挛缩的瘢痕等。

2. 禁忌证

恶性肿瘤、有出血倾向、高热、急性损伤及急性感染性炎症、闭塞性脉管炎及重度动脉硬化、过敏性皮炎、孕妇腰腹部等。

四、处方举例

诊断：颈部肌肉劳损。

红外线疗法（温热量）：距皮肤 30~50cm，以颈部痛区为中心照射，15~20分钟/次，1次/日（图 3-1-10）。

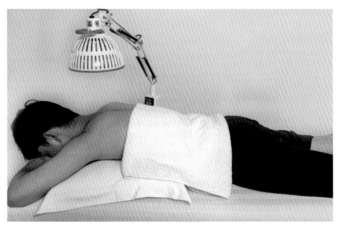

图 3-1-10　颈部肌肉劳损红外线疗法

第九节 体外冲击波疗法

利用电能产生脉冲磁场与液体之间的物理作用，从而产生的机械脉冲压力波被称为体外冲击波（extracorpareal shoek wave, ESW），体外冲击波具有声学、光学和力学的特性。体外冲击波疗法指应用由压力瞬间急剧变化的高能量冲击波引发的生理学效应治疗疾病的方法，具有裂解硬化骨组织、松解粘连、促进微血管再生、促进组织修复和再生的作用，分为聚焦式冲击波疗法和发散式冲击波疗法。

一、作用特点

体外冲击波主要通过物理效应和生物效应两种原理发挥治疗作用。但这两种效应均取决于冲击波的能级和能流密度，通常分为低、中、高3个能级。低能级范围是 $0.06\sim0.11mJ/mm^2$，中能级范围是 $0.12\sim0.24mJ/mm^2$，高能级范围是 $0.25\sim0.39mJ/mm^2$。能量范围不同，治疗作用不同。

（一）物理效应

1.组织破坏机制
冲击波具有压力相和张力相。压力相产生挤压作用，张力相产生拉伸作用，冲击波可利用拉伸和挤压治疗骨性疾病和软骨钙化性疾病。

2.成骨效应
冲击波诱发成骨细胞的促进作用发生在骨皮质和网状结构部分的界面处。冲击波的挤压作用可使骨不连处的骨膜发生血肿，不仅会造成部分细胞坏死，也会诱发成骨细胞移行，形成新的骨细胞。

3.镇痛效应
高能量冲击波作用于轴突，通过激发无髓鞘 C 纤维和 A δ 纤维产生强刺激可以起到镇痛作用。这种神经系统反应方式被称为"闸门控制"。

4.代谢激活效应
冲击波可改变局部细胞膜的通透性，一方面压力波可改变离子通道，使膜的极性发生改变，通过抑制去极化产生镇痛作用。另一方面，细胞膜可以活跃细胞内外离子交换，从而分解代谢产物，促进其清除和吸收。

（二）生物学效应

1.空化作用

空化作用指在液体中由热、声或机械机制所致的气泡形成过程及其活化作用。体外冲击波在体外、体内均能产生空化作用。空化作用是体外冲击波的主要损伤因素。

2.应力作用

体外冲击波进入人体后，由于接触的介质不同，如肌腱、韧带、骨骼、钙化部位等，在不同组织界面可以产生不同的机械作用，主要表现在对细胞的拉应力和压应力。拉应力可以松解软组织，促进微循环；压应力可以使细胞弹性变性，增加组织摄氧量，最终达到治疗目的。

3.压电作用

体外冲击波作用于组织后，由于机械力作用，产生极化电位，引起压电效应，压电效应对组织的影响与体外冲击波能量大小有关。低能量可以刺激骨骼生成。

二、治疗作用

1.对骨组织的影响

体外冲击波的压力冲击组织后可以诱导成骨细胞再生，使骨组织发生微小骨折、血肿，诱导血管生成，促进骨痂形成，加速骨折愈合。体外冲击波还可以促进钙盐沉积，击碎骨折不愈合或延迟愈合处坚硬的钙化骨骼，促进新骨形成。

2.对肌肉组织的影响

体外冲击波可最大限度激发和诱导肌肉组织和细胞的愈合能力，松解粘连。

3.对细胞的影响

体外冲击波通过对骨髓间质干细胞、成骨细胞、成纤维细胞及淋巴细胞等代谢的影响促进骨细胞再生及增殖。

4.对疼痛的影响

冲击波能对轴突进行强刺激从而产生镇痛作用。随着疼痛记忆的消失，正常的运动方式得以恢复，患者不再需要神经和肌肉的代偿性保护机制，从而消除慢性疲劳性疼痛。

三、适应证与禁忌证

1. 适应证

慢性肌腱炎、肩峰下滑囊炎、颈肩肌筋膜疼痛综合征、肱骨外上髁炎、非特发性腰痛、冈上肌腱综合征、冈下肌腱综合征、骨折延迟愈合等。

2. 禁忌证

严重心脏病、心律失常、凝血功能障碍、服用抗免疫制剂、孕妇、外科手术患者、骨质疏松、生长期儿童、全身情况差、局部皮肤病变、过敏、急性损伤、肌腱撕裂等。

四、处方举例

诊断：颈型颈椎病。

体外冲击波疗法：选择低能级范围 0.06~0.11mJ/mm^2，2000~3000 脉冲，置于颈部痛点，1 次 / 周（图 3-1-11）。

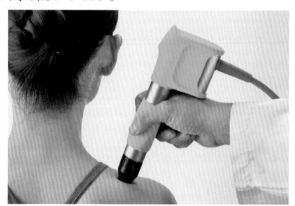

图 3-1-11　颈椎病体外冲击波疗法

第十节　深层肌肉刺激疗法

利用动能冲击和快速连续的机械振动，将产生的能量作用于肌肉、肌腱以及关节囊内各种感受器，有效缓解肌肉紧张，最终促进肢体运动功能和本体感觉功能的恢复，达到预防和治疗疾病目的的方法被称为深层肌肉刺激疗法（deep muscle stimulator，DMS）。

一、作用特点

DMS 作用于人体主要是利用动能冲击和快速连续的机械振动，从而与肌肉筋膜达到共振，快速松解紧张的肌肉筋膜。

（1）DMS 振动能够引起组织内物质运动，细胞质颗粒震荡，刺激细胞膜弥散，促进血液循环和淋巴回流，加速组织新陈代谢，促进组织再生修复与生长。

（2）快速连续的机械振动作用于深层软组织，能够有效缓解组织粘连与过度兴奋，迅速分解炎症产物促进新陈代谢，改善组织环境。

（3）振动刺激肌肉本体感受器，传入的冲动能够通过"闸门机制"抑制肌源性疼痛，提高痛阈。

（4）振动能够促进肌肉功能恢复，放松痉挛的肌肉，恢复肌肉弹性，控制脊柱关节恢复正常活动，减少肌肉、肌腱及皮肤扳机点敏感度。

二、治疗作用

1. 促进血液循环

DMS 机械振动引起组织内物质运动，细胞质颗粒震荡，刺激细胞膜弥散，改善细胞膜通透性，扩张毛细血管，增加血流速度和血流量，从而促进血液循环和淋巴回流，减少局部乳酸堆积，缓解疲劳。

2. 缓解疼痛

DMS 可以有效缓解肌源性疼痛，主要产生即时镇痛作用和长期镇痛作用，振动刺激肌肉本体感受器，传入冲动通过"闸门控制"机制抑制感觉神经，皮肤痛阈上升，因此有明显的镇痛作用。

3. 松解肌筋膜粘连，松弛挛缩的肌肉

DMS 快速连续的机械振动可刺激筋膜和肌肉，使其活动后得到分离；此外，DMS 振动还能够促进肌肉收缩，改善局部血供和代谢，促进水肿的消散，松解粘连。

4. 对骨骼肌的作用

DMS 产生的振动可刺激深部肌肉软组织，促进肌肉运动功能和本体感觉功能

恢复,增加关节活动度。

三、适应证与禁忌证

1. 适应证

颈、肩、腰、腿、坐骨神经等慢性疼痛,慢性炎症,颈椎病,腰椎病,梨状肌综合征,骨关节病,脊柱畸形,肌肉劳损,软组织损伤及松解术后的关节肌肉挛缩,中枢神经和周围神经损伤引起的疼痛。

2. 禁忌证

严重心肺疾病,关节置换术后,局部内固定以及假肢周围,肿瘤,脑出血早期,严重糖尿病,局部皮肤破损和出血倾向,局部动脉斑块和深静脉血栓,骨折、关节脱位,不能耐受振动的部位,孕妇和经期女性。

四、处方举例

诊断:颈椎病。

深层肌肉刺激疗法:置于颈部肌肉, 每个区域每次 3~5 分钟,1 次 / 日(图 3-1-12)。

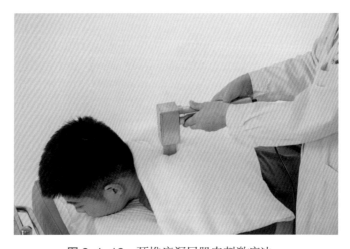

图 3-1-12 颈椎病深层肌肉刺激疗法

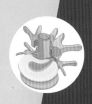

第二章
运动疗法

第一节　牵引疗法

　　牵引（traction）是应用力学中作用力与反作用力的原理，通过徒手、器械或电动牵引装置，对脊柱的某一部位或关节施加牵拉力，使关节面发生一定的分离，周围软组织得到适当的牵伸，从而达到复位、固定、减轻神经根压迫、纠正关节畸形的一种物理治疗方法。

　　脊柱牵引包括颈椎牵引和腰椎牵引。

一、颈椎牵引

（一）作用机制

　　（1）限制颈椎活动，减轻神经根的充血水肿。

　　（2）解除颈肌痉挛，减小椎间盘压力。

　　（3）解除关节突滑膜嵌顿，使移位椎间关节复位。

　　（4）解除肌肉痉挛，改善局部血液循环，缓解疼痛。

　　（5）松解组织粘连，牵伸挛缩关节囊和韧带，矫正关节畸形，改善或恢复关节活动范围。

　　（6）增大脊柱的椎间隙和椎间孔，改变突出物与周围组织的相互关系，减轻对神经根和椎动脉的刺激，改善临床症状。

（二）治疗作用

　　（1）牵引下使椎间孔变大，使原来因椎间孔狭窄压迫刺激神经根而引起的上肢或头部的放射痛减轻，改善椎动脉的供血。

（2）使嵌顿的滑膜关节复位，粘连的关节囊及神经根经过牵引疗法可被松解。

（3）在牵引下原来松弛的后纵韧带被牵拉而紧张，使颈部组织得到固定及放松，促使局部的炎症消退。

（三）适应证与禁忌证

1. 适应证

颈椎间盘突出症、脊柱小关节紊乱、颈背疼痛等。

2. 禁忌证

恶性肿瘤、结核、严重的骨质疏松、脊髓明显受压、椎体融合术后、重型椎管狭窄、局部感染、下颌关节炎、颈椎严重畸形、颈椎活动过度引发的颈椎韧带不稳、寰枢关节半脱位并伴有脊髓受压症状、急性挥鞭样损伤等。

（四）处方举例

诊断：颈椎间盘突出症。

牵引疗法：6DaN（10%体重）始，间歇牵引，20分钟/次，1次/日（图3-2-1）。

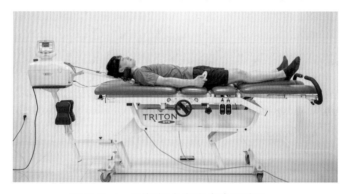

图 3-2-1　颈椎间盘突出症牵引疗法

二、腰椎牵引

（一）作用机制

（1）预防、松解神经根粘连。

（2）缓解肌肉痉挛。

（3）纠正前屈侧弯等继发性腰椎畸形，增加椎体间距，降低椎间盘内压，增加椎管容积，纠正腰椎小关节的紊乱。

（4）腰椎间隙增大可减轻对神经根的压迫，改善腰部肌肉痉挛，使关节突关节复位。

（二）治疗作用

（1）减轻椎间盘压力，使椎间间隙增大，减轻对硬膜囊以及神经的压迫，缓解症状。

（2）促进炎症消退，减少神经根刺激，有利于充血水肿的消退和吸收。

（3）解除肌肉痉挛疼痛，间歇牵引可解除肌肉痉挛，使紧张的肌肉得到舒张和放松，促使腰椎恢复正常活动。

（4）解除腰椎后关节负载、滑膜嵌顿，使腰椎后关节恢复正常对合关系。

（三）适应证与禁忌证

1. 适应证

腰椎间盘突出症、椎间关节紊乱、椎间盘变性、变形性脊柱病、坐骨神经痛、韧带肥厚等。

2. 禁忌证

严重骨质疏松症及伴有高血压或心血管疾病的患者、严重的中央型腰椎间盘突出症、孕妇等。

（四）处方举例

诊断：腰椎间盘突出症。

牵引疗法：30%~50%kg体重始，间歇牵引，仰卧位，屈髋屈膝，20分钟/次，1次/日（图3-2-2）。

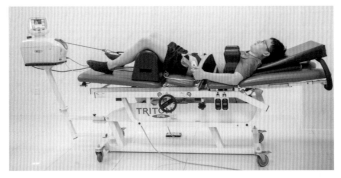

图3-2-2　腰椎间盘突出症牵引疗法

第二节　手法治疗

一、麦肯基力学诊断治疗方法

麦肯基力学诊断治疗方法是针对人体脊柱和四肢疼痛和（或）活动受限的力学原因进行分析和诊断，并应用恰当的力学方法进行治疗的独特体系。主要适应证为力学性疼痛（也称机械性疼痛）与神经根问题。特点是观察患者症状对反复运动试验的反应，特别是有无向心化（centralization）、外周化（peripheralization），寻找有无方向特异性（directional preference），将疼痛按 derangement 综合征、dysfunction 综合征、postural 综合征及其他（others）四类进行分类诊断，根据分类诊断和评估结果，应用力学治疗技术进行治疗，强调健康教育和自我治疗。

（一）概念与基本原理

1. 力学性疼痛与化学性疼痛

根据伤害感受器的类型，可将疼痛分为化学性疼痛与力学性疼痛。化学性疼痛是由于组织损伤或有炎症反应时，组织中的组胺、缓激肽、5- 羟色胺等化学性物质的浓度升高，超过化学性伤害感受器的阈值，激活伤害感受器而产生的。力学性疼痛是由于组织在外力作用下产生机械性变形并超过机械性伤害感受器阈值时，激活伤害感受器而产生的。大部分颈腰痛属于力学性疼痛，急性期时伴有炎症反应，属于混合型疼痛。

化学性疼痛的程度与致痛物质浓度有关，治疗原则包括避免进一步损伤，减轻炎性反应，减少渗出物，以药物治疗手段为主，力学治疗方法并不合适。对于力学性疼痛，药物治疗效果不佳，而力学治疗方法能够改变组织变形的程度，使疼痛减轻直至消失，是主要治疗方法。

2. 麦肯基分类诊断

麦肯基将颈腰痛分为四类，即 derangement 综合征、dysfunction 综合征、postural 综合征及其他。

derangement 综合征：一种会表现出方向特异性的临床表现，可能会伴有运动缺失。特点是疼痛多变，最明显的特征是可以找到方向特异性。一个常见的特点是向心化现象，这是临床中最常见的一类综合征，文献报道一般占颈腰痛患者的75%，其中最多见的是后向 derangement，其次是后外向 derangement，前向 derangement 最少。

dysfunction 综合征：症状一致，仅会在关节活动受限范围的末端产生疼痛的一种临床表现。文献报道约占临床颈腰痛患者的2%。

postural 综合征：只会在长时间静态负荷后产生症状的一种临床表现，症状较轻，可自行缓解，因此类综合征而寻求诊治的患者较少。

患者的症状和体征不符合以上三类临床综合征任一类者，可归入其他，包括严重的病理表现（癌症、马尾综合征、脊髓受压、脊柱相关感染、血管性疼痛）、慢性疼痛综合征，力学无反应的神经根病变，椎管狭窄等，约占临床颈腰痛患者的23%。

3. 向心化、外周化与方向特异性

向心化：反复运动或维持特定姿势后，脊柱放射至肢体远端的疼痛从远端向近端逐渐消失的现象，提示症状的改善，属于方向特异性的一种表现（图3-2-3）。

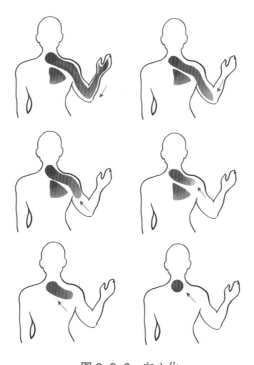

图 3-2-3　向心化

外周化：反复运动或维持特定姿势后，脊柱的近端症状由近向远逐渐发生，通常提示症状加重（图3-2-4）。

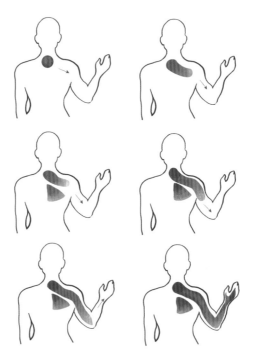

图3-2-4　外周化

方向特异性：特定方向的反复运动和（或）维持姿势在症状上发生了有临床意义的改善，这样的改善通常会伴有功能和（或）力学上的改善。

（二）适应证与禁忌证

1.适应证

力学性颈痛，颈椎间盘突出症，颈型／神经根型颈椎病；力学性腰痛，腰椎间盘突出症。

2.禁忌证

严重的病理问题（癌症、马尾综合征、脊髓受压、脊柱相关感染、血管性疼痛）属于麦肯基治疗的禁忌证。此外，"红旗征"也需在评估与治疗中注意，"红旗征"即红色预警信号，包括年龄>55岁、癌症病史、不明原因的体重下降、持续性且进行性的非力学性疼痛、长期使用激素、明确外伤史、潜在骨质疏松，提示严重的病理问题或预后不良。

（三）流程与原则

1. 评估与诊断流程

麦肯基分类诊断从患者个人信息、病史、体格检查几方面采用结构化评估，排除严重病理问题，并根据评估得到的信息将患者分类诊断，其中最具特点的评估方式是反复运动试验，即观察患者在反复运动试验中和之后的症状变化，寻找患者是否有方向特异性。一旦明确方向特异性，即可不再进行反复运动试验，同时也可明确治疗的原则（图 3-2-5）。

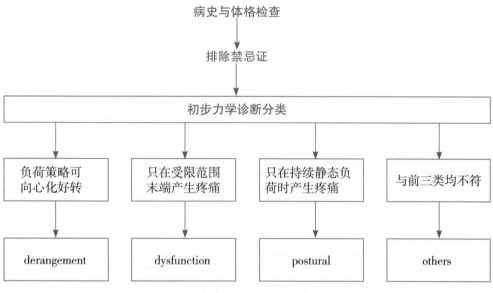

图 3-2-5　麦肯基诊断与治疗体系的流程

2. 力的升级、力的替换与"交通信号灯图"

在反复运动试验和力学治疗的过程中，可能需要运用力的升级与力的替换。力的升级一般从患者自发动作开始，逐步升级为患者自加压、治疗师加压、治疗师松动。力的替换是指患者体位的改变（如从坐位变换为俯卧位或仰卧位）、力的方向改变（如从伸展方向的力替换为侧方的力）。力的升级和力的替换也要根据运动试验或力学治疗的反应来运用，其指导原则是麦肯基的"交通信号灯图"，根据力学动作中和之后症状变化可分为绿灯、红灯和黄灯（图 3-2-6），再依据信号灯的颜色决定进一步力学动作的方向（图 3-2-7）。

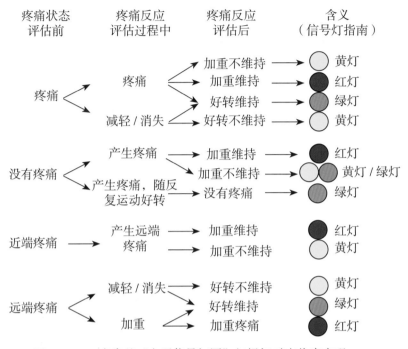

图 3-2-6 麦肯基"交通信号灯图"红绿灯对应临床表现

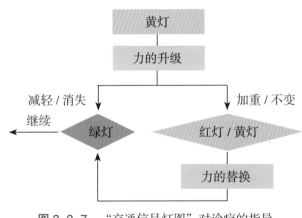

图 3-2-7 "交通信号灯图"对诊疗的指导

3. 按原则分类的治疗方法

麦肯基疗法主要为力学治疗，对颈腰痛的治疗可分为伸展原则、侧方原则、伸展伴侧方原则、屈曲原则。通过反复运动试验明确方向特异性之后，即可明确治疗原则。颈腰椎麦肯基疗法分别见表 3-2-1、表 3-2-2。

表 3-2-1　麦肯基颈椎治疗技术及治疗原则

力的原则	治疗技术	
伸展原则	治疗技术 1：后缩	后缩（坐位 / 仰卧位 / 俯卧位）
		后缩伴患者自加压（坐位 / 仰卧位 / 俯卧位）
		后缩伴治疗师加压（坐位 / 仰卧位 / 俯卧位）
		后缩松动术（坐位 / 仰卧位 / 俯卧位）
	治疗技术 2：后缩 + 伸展	后缩 + 伸展（坐位 / 仰卧位 / 俯卧位）
		后缩 + 伸展 + 旋转（坐位 / 仰卧位）
		仰卧位后缩伸展并旋转伴治疗师牵引
	治疗技术 3：姿势矫正	
侧方原则	治疗技术 4：侧屈	侧屈（坐位 / 仰卧位）
		侧屈伴患者自加压（坐位 / 仰卧位）
		侧屈伴治疗师加压（坐位 / 仰卧位）
		侧屈松动术（坐位 / 仰卧位）
	治疗技术 5：旋转	旋转（坐位 / 仰卧位）
		旋转伴患者自加压（坐位 / 仰卧位）
		旋转伴治疗师加压（坐位 / 仰卧位）
		旋转松动术（坐位 / 仰卧位）
屈曲原则	治疗技术 6：屈曲	屈曲（坐位 / 仰卧位）
		屈曲伴患者自加压（坐位 / 仰卧位）
		仰卧位屈曲伴治疗师加压
		仰卧位屈曲松动术

表 3-2-2　麦肯基腰椎治疗技术及治疗原则

力的原则	治疗技术
伸展原则 - 静态	治疗技术 1：俯卧位
	治疗技术 2：肘撑位
	治疗技术 3：伸展渐进位
	治疗技术 4：坐姿矫正

力的原则	治疗技术
伸展原则	治疗技术 5：卧位伸展
	治疗技术 6：卧位伸展伴治疗师加压 / 辅助带加压
	治疗技术 7：伸展松动术（中立位 / 伸展位）
	治疗技术 8：站立位伸展
	治疗技术 9：弓背坐姿过度矫正
伴侧方成分的伸展原则	治疗技术 10：卧位伸展，骨盆偏离中心
	治疗技术 11：卧位伸展，骨盆偏离中心，治疗师加压
	治疗技术 12：伸展松动术，骨盆偏离中心
	治疗技术 13：伸展位旋转松动术
	治疗技术 14：单侧技术：伸展位旋转松动术
侧方原则	治疗技术 15：Lateral Shift 的自我矫正或侧方滑动
	治疗技术 16：Lateral Shift 的手法矫正
	治疗技术 22：屈曲位旋转
	治疗技术 23：屈曲旋转，治疗师加压
	治疗技术 24：屈曲位旋转松动术
屈曲原则	治疗技术 17：卧位屈曲
	治疗技术 18：坐位屈曲
	治疗技术 19：站立位屈曲
	治疗技术 20：卧位屈曲，治疗师加压
	治疗技术 21：抬腿站立位屈曲

（四）注意事项

麦肯基疗法强调患者的自我治疗，因为引起患者临床症状的原因可能是持续存在的（如工作中的不良姿势），因此，其治疗也需要贯彻到患者工作、生活中。让患者明确执行正确治疗技术的要点十分重要，患者的依从性与找到恰当的治疗方法同样重要，是成功治疗的关键。另外，对患者的健康宣教也非常重要，麦肯基诊疗体系强调其治疗方式为医师 – 患者共同参与治疗。

二、颈腰椎关节松动术

颈腰椎关节松动术是用来治疗颈腰椎因关节力学因素导致的功能障碍，如疼痛、活动受限或僵硬的一种徒手被动康复治疗技术，具有针对性强、见效快、患者痛苦小、容易接受等特点。其常用的运动方式为关节的生理运动和附属运动。

（一）基本原理

通过改善附属运动以改善生理运动。

1. 生理运动

生理运动是关节在自身生理活动允许的范围内发生的运动（包括前屈、后伸、外展、内收、内旋、外旋等）。

2. 附属运动

附属运动是正常关节在生理范围之外、解剖范围之内的关节内或关节周围组织的动作（包括滚动、滑动、旋转、挤压、牵引等）。

3. 凹凸定律

凸面在凹面上滑动，滑动方向与骨骼角运动方向相反；凹面在凸面上滑动，滑动方向与骨骼角运动方向相同，以此确定关节松动技术施力方向。

（二）治疗作用

1. 力学作用

改善关节活动度，维持软组织延展性及张力。

2. 神经生理作用

降低疼痛，增加本体反馈。

3. 营养作用

加强滑液流动，增加营养物质交换。

（三）适应证与禁忌证

1. 适应证

力学性颈痛、力学性腰痛、颈椎间盘突出症、腰椎间盘突出症、颈型 / 神经根型颈椎病、腰椎神经根病等。

2. 禁忌证

严重的脊柱病变、肿瘤、感染、未愈合的骨折、恶性疾病等。

（四）颈椎关节松动技术

颈椎生理运动包括前屈、后伸、侧屈、旋转运动。活动比较大的节段是上颈段 C1~C2，一般从 C2~C6 开始，屈曲大于伸直，而在 C6~T1 中，伸直稍大于屈曲。附属运动包括相邻椎体的分离牵引、棘突滑动、横突滑动、椎骨间关节松动等运动。

（1）分离牵引：一般松动，缓解疼痛。

（2）旋转摆动：增加颈椎旋转活动范围。

（3）侧屈摆动：增加颈椎侧屈活动范围。

（4）屈伸摆动：增加颈椎屈、伸活动范围。

（5）棘突垂直滑动：增加颈椎屈、伸活动范围。

（6）横突垂直滑动：增加颈椎旋转活动范围。

（7）棘突侧方滑动：增加颈椎侧屈活动范围。

（8）椎间关节垂直松动：增加颈椎侧屈、旋转活动范围。

（五）腰椎关节松动技术

腰椎生理运动包括前屈、后伸、侧屈和旋转。附属运动包括棘突垂直滑动、棘突侧方滑动、横突垂直滑动、旋转摆动等。

（1）棘突垂直滑动：增加腰椎屈、伸活动范围。

（2）棘突侧方滑动：增加腰椎旋转活动范围。

（3）横突垂直滑动：增加腰椎侧屈、旋转活动范围。

（4）旋转摆动：增加腰椎旋转活动范围。

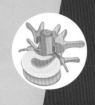

第三章
中国传统康复治疗技术

第一节　推　拿

　　推拿是以中医学中脏腑、经络学说为理论基础，运用手法或借助于一定的推拿工具作用于人体体表的特定部位或穴位以治疗疾病的方法。

一、作用特点

　　（1）重预防，治未病。
　　（2）通过补泻手法起到双向调节作用。
　　（3）适应证广，疗效显著，操作方便，经济安全。

二、治疗作用

　　（1）舒筋通络，行气活血。
　　（2）理筋整复，滑利关节。
　　（3）调整脏腑功能，增强抗病能力。

三、适应证与禁忌证

1. 适应证

　　颈椎病、落枕、软组织的急慢性扭挫伤、关节脱位、胸胁岔气、急性腰扭伤、慢性腰肌劳损、第三腰椎横突综合征、腰椎间盘突出症、梨状肌综合征等。

2.禁忌证

（1）年老体弱、久病体虚、极度疲劳、剧烈运动后、过饥过饱或酒醉者均不宜用或慎用推拿。

（2）孕妇的腰骶部、臀部和下腹部禁用推拿，妇女经期不宜进行或慎用推拿。

（3）某些感染性和传染性疾病，如丹毒、骨髓炎、化脓性关节炎、肝炎、肺结核不宜进行推拿。

（4）有自发出血倾向、血液病或出血症，如便血、尿血、消化道出血、血小板减少性紫癜、血友病等不宜进行推拿。

（5）严重的心、肺、脑、肾等脏器疾病及外伤出血、骨折早期、截瘫初期、烫伤和溃疡性皮炎的局部、骨质疏松症等禁止推拿。

四、处方举例

诊断：急性腰扭伤。

部位及取穴：督脉及膀胱经腰段，肾俞、气海俞、命门、腰阳关、大肠俞、环跳、委中、承山及腰臀部。

手法：滚、按、揉、拿、点压、弹拨、扳、擦、理筋整复法等（图 3-3-1）。

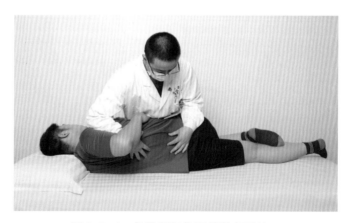

图 3-3-1　急性腰扭伤理筋整复手法

第二节　针　灸

针灸包括针法和灸法。针法是利用各种不同的针刺工具，通过在人体经络、腧穴或其他部位上施行一定的操作方法，以通调营卫气血，调整脏腑功能、疏经通络、扶正祛邪、调和阴阳而治疗相关疾病的一种方法。本节以毫针刺法为例进行介绍。

一、作用特点

（1）良性、双向性。
（2）整体性、综合性。
（3）功能性、早期性。

二、治疗作用

1. 疏通经络

经络不通和气血运行不畅是伤残及病损诸证的主要病机，通过毫针刺法，即针刺腧穴可以激发经气，使气血运行通畅，脏腑组织得到气血的荣养从而恢复功能，达到"荣则不痛"，从而排除病理因素，恢复机体功能。

2. 扶正祛邪

针刺法扶正祛邪的作用主要是通过不同的针刺手法和腧穴配伍来实现的。针刺法中的补法有扶正和补虚的作用，而泻法和放血疗法则有祛邪作用。在腧穴配伍方面，膏肓、气海、命门等穴多用于扶正，而十宣、十二井、水沟等穴多用于祛邪。

3. 调和阴阳

针刺法调和阴阳的作用是通过经络阴阳属性、经穴配伍和针刺手法完成的。

三、适应证与禁忌证

1. 适应证

落枕、颈椎病、肩关节周围炎、网球肘、慢性腰肌劳损、第三腰椎横突综合征、腰椎间盘突出症、梨状肌损伤综合征、退行性骨关节病、脊髓损伤、各种关节炎、急慢性扭挫伤、各部骨关节手术后功能康复等。

2. 禁忌证

（1）妇女怀孕 3 个月以内者，下腹部禁针；怀孕 3 个月以上者，腹部及腰骶部不宜针刺。针刺三阴交、合谷、昆仑、至阴等穴有通经活血作用，孕妇禁针；月经期间，慎用针法；对有习惯性流产史者，尤须慎重。

（2）小儿囟门未闭合，其所在部位的腧穴不宜针刺。

（3）有皮肤感染、溃疡、瘢痕或肿瘤部位不宜针刺。

（4）自发性出血或出血不止的患者不宜针刺。

四、处方举例

诊断：颈椎病。

治则：祛风散寒、疏筋活络，针灸并用，泻法或平补平泻。

针刺法：以颈项局部取穴为主，电针辅助，如大椎、天柱、后溪、颈椎夹脊，30 分钟 / 次，1 次 / 日（图 3-3-2）。

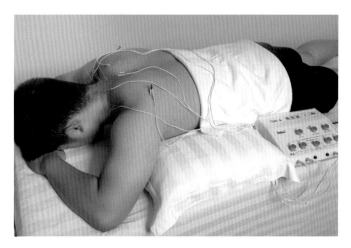

图 3-3-2　颈椎病针刺联合电针治疗

第三节　拔　罐

拔罐古称"角法"，以杯罐做工具，借热力或其他方法排去其中的空气产生负压，使其吸着于皮肤上，造成皮肤淤血现象，达到舒筋通络、扶正祛邪、调和阴阳、治疗疾病的目的。

一、作用特点

（1）方便实用，疗效明显。
（2）罐法多样，应用广泛。
（3）异病同治，重在调整。
（4）缓解疼痛，功效迅速。

二、治疗作用

拔罐有温经通络、祛湿逐寒、行气活血、消肿止痛的作用。由于拔罐部位浅表血络扩张，局部充血，而使病变部位经络畅通，气血旺盛，积聚于患部的风寒湿邪及瘀血得以宣泄。通常针刺、艾灸的适应证均可结合运用拔罐法。

三、适应证与禁忌证

1.适应证

颈椎病，肩周炎，背棘旁痛，骶椎痛，髋痛，急性软组织损伤（包括扭伤有淤血者），毒虫咬伤，疮疡初起，部分皮肤病如丹毒、顽癣、皮肤瘙痒。

2.禁忌证

（1）白血病、血友病等出血性疾病。
（2）急性外伤性骨折、严重水肿。
（3）精神分裂症、抽搐、高度神经紧张及依从性差的患者。

（4）皮肤高度过敏及皮肤肿瘤部位、皮肤糜烂部位、传染性皮肤病患部不宜拔罐。

（5）五官部位、前后二阴部位不宜拔罐。

（6）孕妇腹部、腰骶部禁用拔罐法。

（7）常有自发性出血和损伤性出血不止的患者不宜使用拔罐法。

（8）精神紧张、疲劳、饮酒后，以及过饥、过饱、烦渴时，一般也不宜拔罐。

四、处方举例

诊断：腰肌劳损。

部位及取穴：肾俞、大肠俞、委中、脊柱两侧及腰背部阿是穴。

留罐法：10~15 分钟 / 次，1 次 / 日（图 3-3-3）。

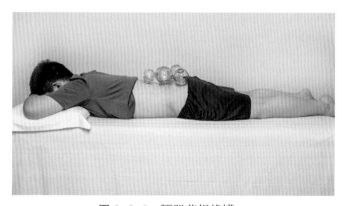

图 3-3-3　腰肌劳损拔罐

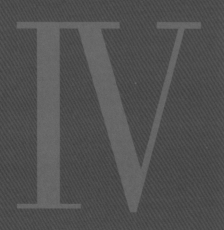

第四篇
颈腰痛常见疾病的诊断及康复治疗

IV

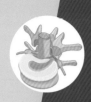

第一章
颈部常见疾病

第一节　颈部急性损伤

一、病因与流行病学

颈部急性损伤是颈椎突然受到外力冲击超过其承受力，颈部突然前屈、后伸或旋转，引起局部肌肉、肌腱及脊柱过度拉伸或撕裂导致损伤。根据外力的大小决定损伤的严重程度，轻者休息数天即可自愈，严重者需要治疗才能好转。

颈部急性损伤常见于机动车祸外伤，根据不同应力性质，或表现为挥鞭样损伤，或出现部分或完全的肌肉撕裂和出血。非专业运动员颈椎受力时，颈部肌肉会出现保护性张力，但受力超过正常张力，便导致急性的颈椎拉伤或扭伤。另外，日常活动中的颈部重复运动也会增加颈部肌肉负担，造成颈部损伤出现。

二、诊断要点

（一）症　状

局部软组织肿胀，颈椎活动受限，颈部肌肉僵硬，局部疼痛或麻木；严重者可以引起颈部和肩胛区域疼痛，并伴有眩晕、视物模糊，甚至头痛，一般可通过休息或减少活动后症状减轻。

（二）体　征

（1）触诊受损区，如颈棘旁肌肉、斜方肌、肩胛肌紧张僵硬，伴有多个压痛点。

（2）颈部软组织肿胀，颈椎旋转、前屈、后仰活动受限。

（三）影像学检查

1. X 线检查

颈椎的正、侧位和张口位，X 线检查提示颈椎正常或非特异性生理曲度变化，包括前凸消失或反曲，张口位寰枢椎侧偏或旋转。

2. CT 检查

炎性或损伤时 CT 可表现为受累肌肉肿胀，呈片状低密度，肌间隙和脂肪层可能出现模糊，但不作为颈部软组织伤首选检查项目。

3. MRI 检查

MRI 检查对软组织损伤、炎症的显示比 CT 敏感。早期表现为受累肌肉肿胀，肌间隙模糊，T1WI 低信号，T2WI 高信号。

4. 超声检查

软组织损伤的超声检查可见局部水肿、局部软组织增厚、钙化或血肿形成等。

三、康复评定

（1）临床评估：颈椎功能障碍指数（NDI）量表、颈椎 JOA 评分。

（2）疼痛评分：疼痛数字评价量表（NRS）、面部表情疼痛量表（FPS）、言语描述量表（VRS）、视觉模拟法（VAS）、压力测痛法。

（3）感觉评估、反射评估。

（4）运动功能评估：姿势评估、关节活动度评估、肌力评估、步态评估。

（5）日常生活活动能力评估：改良 Barthel 指数评分、功能独立性评定。

（6）心理学评估：焦虑筛查、抑郁筛查。

四、康复治疗

（一）物理因子治疗

1. 治疗作用

消炎，止痛，缓解肌肉痉挛，改善颈部组织血液循环，缓解肌肉紧张。

2. 处方举例

（1）超短波疗法：无热量，气距 3cm，中方极，颈部受累节段前后对置，10分钟 / 次，1 次 / 日，7~14 次为一疗程。

（2）磁疗：62mT，颈后部痛区及上肢痛区，各 20 分钟 / 次，1 次 / 日，7~14次为一疗程。

（3）干扰电疗法：差频为 90~100Hz 及 0~100Hz，吸附电极 ×4，患侧颈后交叉放置，耐受阈，20 分钟 / 次，1 次 / 日，7~14 次为一疗程。

（4）超声波疗法：脉冲式慢移法，1.2~1.5W/cm^2，颈后痛区，10 分钟 / 次，1 次 / 日，7~14 次为一疗程。

（5）感应电疗法：手柄电极固定于患区旁，另一电极于患区，移动法，耐受阈，10 分钟 / 次，1 次 / 日，7~14 次为一疗程。

（6）冷疗：颈部损伤患区，3~5 分钟 / 次，2~3 次 / 日。

（二）运动疗法

颈部急性损伤期以休息为主，不推荐力量训练或耐力训练。在软组织炎症明显改善后，可针对个体化治疗原则，使用运动疗法缓解疼痛，适量锻炼颈肩部肌肉群。

（三）手法治疗

手法治疗的目的为缓解紧张的肌束，减轻疼痛；注意局部有创伤或炎症的患者；急性损伤期以休息位为主，后期适当进行伸展活动，滑动相关关节，利用推动、牵拉、旋转等手法进行被动活动治疗，以达到改善关节功能、缓解痉挛、减轻疼痛的目的。

（四）中医传统疗法

可采用针灸、艾灸、拔罐、中成膏剂敷贴等中医传统疗法缓解局部痉挛，止痛，温经活络。

（五）药物治疗

口服双氯芬酸钠、塞来昔布等消炎镇痛药物，或外敷青鹏贴剂、双氯芬酸二乙胺贴剂、通络祛痛贴剂等缓解局部疼痛。

第二节　颈肌劳损

一、病因与流行病学

　　颈肌劳损多见于长期从事需要屈颈、低头姿势的静力性工作人群。由于长期面对电脑或低头劳动、看手机，或因寒冷、潮湿环境，容易引起颈部血液循环改变，包括血管收缩、缺血、淤血及水肿，或睡姿不正确而引起颈部软组织痉挛疼痛。

　　约85%的患者是因为各种反复急慢性损伤导致颈部肌肉劳损引起的。颈肌劳损常为慢性累积性劳损，可导致骨关节结构、椎间盘及周围韧带退行性改变，脊柱关节力学平衡失调，椎小关节上下关节突发生应力位移，或形成骨刺，久而久之周围肌肉因力学改变而产生疼痛。

二、诊断要点

（一）症　状

　　颈部僵硬，患者颈后常感不适，肌肉酸困，疼痛等症状。

（二）体　征

　　（1）压痛广泛，压痛常见于颈部肌肉的起止点、肌腹、肌肉与肌肉相交应力点等，临床常见部位为头夹肌、颈夹肌、斜方肌、棘旁肌、肩胛肌等。

　　（2）颈部活动受限，表现为颈椎的曲度改变、颈部活动幅度减小。

　　（3）颈后触及肿胀或条索状物，或活动时出现局部弹响。

　　（4）椎间孔挤压试验不能诱发上肢疼痛。

（三）影像学检查

　　（1）颈椎正侧位X线检查通常显示颈椎骨质未见异常，或提示非特异性颈椎曲度变化。

（2）CT、MRI检查不考虑作为颈肌劳损首选检查项目，但可作为排查颈椎间盘突出症、骨肿瘤、骨结核的检查项目。

三、康复评定

（1）临床评估：颈椎功能障碍指数（NDI）量表、颈椎 JOA 评分。

（2）疼痛评分：疼痛数字评价量表（NRS）、面部表情疼痛量表（FPS）、言语描述量表（VRS）、视觉模拟法（VAS）、压力测痛法。

（3）感觉评估、反射评估。

（4）运动功能评估：姿势评估、关节活动度评估、肌力评估、步态评估。

（5）日常生活活动能力评估：改良 Barthel 指数评分、功能独立性评定。

（6）心理学评估：焦虑筛查、抑郁筛查。

四、康复治疗

（一）物理因子治疗

1. 治疗作用

物理因子治疗能够改善颈部血液循环、止痛，缓解肌肉痉挛，促进颈椎功能恢复。

2. 处方举例

（1）超短波疗法：微热量，气距 3cm，中方极，颈部受累节段前后对置，10 分钟 / 次，1 次 / 日，7~14 次为一疗程。

（2）磁振热治疗仪治疗：中热量，颈后部痛区放置，20 分钟 / 次，1 次 / 日，7~14 次为一疗程。

（3）中频电疗法止痛处方：$100cm^2 \times 2$，颈部痛区并置，耐受阈，20 分钟 / 次，1 次 / 日，7~14 次为一疗程。

（4）干扰电疗法：差频为 90~100Hz 及 0~100Hz，吸附电极 ×4，颈后痛区为中心交叉放置，耐受量，20 分钟 / 次，1 次 / 日，7~14 次为一疗程。

（5）深层肌肉刺激疗法（DMS）：颈后棘旁肌或痛区，3~5 分钟 / 次，1 次 / 日，7~14 次为一疗程。

（二）运动疗法

颈肌劳损可使用拉伸训练缓解肌肉紧张，减轻疼痛。疼痛缓解后，适量锻炼颈肩部肌肉群，以增强颈部肌肉力量及脊柱稳定性。

（三）手法治疗

颈肌劳损可通过按摩放松紧张痉挛的肌肉。按摩手法应由浅及深，由轻到重，也可指导患者自我按揉风池穴、肩井穴、颈项部肌肉，以达到通经活络，缓解疼痛，改善局部循环的作用。

（四）中医传统疗法

口服跌打丸、三七伤药片、活络丸等，或搽涂酒剂、油膏及油剂，如活络油、跌打油等，并配合手法疏通理筋。还可采用针灸疗法局部取穴（阿是穴）、邻近取穴，常用穴位有天柱、风池、肩井、合谷等。

（五）药物治疗

口服消炎镇痛药物，如双氯芬酸钠、布洛芬、洛索洛芬钠片；或外敷贴剂如青鹏贴、双氯芬酸二乙胺贴剂、通络止痛贴剂等。也可适量使用肌松剂，如盐酸乙哌立松、替扎尼定等。

第三节　颈椎关节突综合征

一、病因与流行病学

颈椎关节突综合征通常是因颈部肌肉扭伤，使滑膜嵌入小关节之间，造成小关节绞索、脱位，从而引发脊柱活动受限。伤后患者立即出现颈部剧痛，肌肉痉挛，颈部活动受限，触之疼痛，脊柱活动、咳嗽、震动后疼痛加重。嵌顿的滑膜上端因肿胀，可刺激位于椎间孔内的神经根，从而产生放射性疼痛。其病因与外伤、不良姿势或脊柱不稳有关，例如，在加速或减速运动中，关节突关节损伤可致骨关节骨质、关节面或软骨下骨的损伤、关节突关节囊撕裂；或因睡眠时处于不良姿势可导致醒后出现颈椎关节突关节滑膜炎。

颈椎关节突综合征患者各年龄段均可发病，研究显示男女发病比例无明显差异，而且大部分患者无明显外伤史，多发病突然。

二、诊断要点

（一）症　状

颈部活动明显受限，肌肉紧张。脊柱任何活动、咳嗽、震动都会使疼痛加重。由于疼痛，颈部肌肉呈保护性肌痉挛，疼痛部位不明确。一般不出现上肢放射痛。颈椎关节突关节疾病也可导致椎间盘退行性改变，生物力学和生物化学因素都能引起关节突关节综合征。

1.小关节错位

随着年龄的增大，颈椎小关节和椎间盘退行性改变，关节突关节的稳定性受到影响,因产生剪切应力,久之则引起小关节错位,甚至半脱位。多见于椎间盘退变、椎间隙缩窄，上下关节突不能正常对合。关节囊、韧带松弛可导致小关节在正常活动时出现间隙。

2.小关节滑膜嵌顿

颈部旋转运动或突然转身时，关节间隙一侧增宽，产生负压，关节滑膜嵌顿于关节内，颈部伸直时滑膜即被夹于关节面之间。关节滑膜有神经后支的内侧分支分布，因此可引起剧痛，伴有颈椎活动明显受限。

3.小关节骨性关节炎

小关节退行性关节炎患者长期的伸屈和侧向运动会使椎间隙松动，关节单位面积的负荷加大，关节软骨及软骨下骨应力强度增加，还可因周围关节囊的损伤引起骨赘而发生小关节紊乱症。

（二）体　征

（1）项韧带及两侧有压痛点。例如：枕骨区域以 C1~C3 关节突关节为来源的疼痛，C3~C4 水平病变也可以影响枕骨区域；C3~C5 水平的病变可使颈后部产生症状；以 C5~C6 关节突关节为来源的疼痛可越过肩胛骨的冈上窝，而 C6~C7 水平病变引起的疼痛一直跨越过肩胛骨的下端。此外，C1~C5 关节突关节疾病可引起面部牵涉痛，C3~C6 关节突关节疾病可以导致头部症状。每个关节都可引起单侧或双侧症状。

（2）病变颈椎棘突的一侧隆起或偏斜，触诊可有颈椎侧弯。

（3）颈部活动受限，颈后肌肉或痛区软组织僵硬，颈部活动时有小关节弹响声，颈部可触及条索状、结节状。

（三）影像学检查

1. X 线检查

大部分患者 X 线检查无异常，部分生理曲度变直，颈椎前凸减少或消失，部分出现反屈，或椎间隙后缘增宽，椎体可侧方移位。X 线侧位片显示双边影。

2. CT 检查

CT 检查可见关节突增生、关节间隙增宽、对合不良、关节突关节退变、软骨下硬化、积液、积气等改变。

3. MRI 检查

MRI 检查对软组织损伤、炎症的显示比 CT 敏感。病变早期，患者受累肌肉肿胀，肌间隙模糊，T1WI 呈现低信号，T2WI 呈现高信号。MRI 检查可鉴别有无椎间盘突出、椎管内肿瘤、椎管狭窄等其他疾病。

三、康复评定

（1）临床评估：颈椎功能障碍指数（NDI）量表、颈椎 JOA 评分。

（2）疼痛评分：疼痛数字评价量表（NRS）、面部表情疼痛量表（FPS）、言语描述量表（VRS）、视觉模拟法（VAS）、压力测痛法。

（3）感觉评估、反射评估。

（4）运动功能评估：姿势评估、关节活动度评估、肌力评估、步态评估。

（5）日常生活活动能力评估：改良 Barthel 指数评分、功能独立性评定。

（6）心理学评估：焦虑筛查、抑郁筛查。

四、康复治疗

（一）物理因子治疗

1. 治疗作用

消炎镇痛，改善局部循环，加强组织代谢，缓解肌紧张。

2. 处方举例

（1）超短波疗法：微热量，气距 3cm，中方极，于颈部痛区前后对置，10 分钟 / 次，1 次 / 日，7~14 次为一疗程。

（2）磁疗：62mT，颈后部痛区放置，20 分钟 / 次，1 次 / 日，7~14 次为一疗程。

（3）中频电疗法：止痛处方，$100cm^2 \times 2$，颈后痛区并置，耐受阈，20 分钟 / 次，1 次 / 日，7~14 次为一疗程。

（4）干扰电疗法：差频为 90~100Hz 及 0~100Hz，吸附电极 ×4，颈后痛区为中心交叉放置，耐受量，20 分钟 / 次，1 次 / 日，7~14 次为一疗程。

（二）运动疗法

颈椎关节突综合征急性期不建议采取运动疗法，以休息为主。炎症及疼痛明显缓解后保持颈部活动度，可进行适量运动，如牵伸训练，以缓解肌肉紧张，锻炼颈肩部肌肉群，增强颈部肌肉力量，提高颈椎的稳定性。

（三）手法治疗

手法复位无需麻醉，可通过放松颈部肌肉、快速旋转复位使嵌顿的滑膜解除压迫。但是要求操作者经验丰富，手法到位，否则容易达不到效果，甚至可能加重症状。

（四）中医传统疗法

1. 针灸、推拿、正骨疗法

针灸、推拿、正骨疗法有促进血液循环、减轻疼痛的作用，但不能作为主要的治疗方法。

2. 其他传统疗法

其他传统疗法包括火罐、药枕、中药外敷等。

（五）药物治疗

口服消炎镇痛剂或外用贴剂，如双氯芬酸钠、青鹏贴剂等。局部有明确痛点者，可使用普鲁卡因联合醋酸曲安西龙或地塞米松封闭治疗。

（六）手术治疗

经保守治疗无效、严重影响生活和工作的患者，可考虑行手术治疗。目前手术方法主要有椎小关节阻滞术、消融术，以及关节囊和滑膜切除术。

第四节　颈椎病

一、病因与流行病学

　　颈椎病是指颈椎椎间盘退行性改变及其继发的相邻结构病理改变累及神经、血管等周围组织结构，进而出现的与影像学改变相应的临床疾病。其病因包括慢性劳损、退行性改变、颈椎先天畸形、头颈部外伤、颈部关节炎、咽喉疾患等。当负荷长期超过颈部及周围肌肉所能耐受的张力或阈值，以及颈部生理活动的最大限度常引起慢性劳损，包括工作姿势不当、体育锻炼不适当、睡眠方式不良、颈部肌肉张力异常、精神状态异常等。退行性改变包括椎间盘、韧带、关节等颈椎周围组织的退变。

　　颈椎病是临床常见病、多发病，男性与女性的发病率无差异，发病率高达20%以上。颈椎病首发年龄多为30~50岁，近年来因电子产品的使用，颈椎病发病年龄有年轻化的趋势。随着年龄的增加，60岁以上人群中高达85%的患者曾至少患过一次颈椎病。

二、诊断要点

（一）症状和体征

1. 颈型颈椎病

　　（1）症状以枕部、颈后肌肉的疼痛、僵硬等为主，可伴有或不伴有相应部位压痛，久坐、长期保持同一姿势、受凉等因素可诱发疼痛。

　　（2）体征为颈肩背部、肩胛间区肌肉紧张、压痛，因疼痛可导致颈椎活动受限。

2. 神经根型颈椎病

　　（1）症状以颈神经根所支配区域的运动、感觉障碍为主要表现。颈肩部疼痛，一侧上肢间歇性或持续性麻木、疼痛，颈部活动、不当用力或咳嗽时可导致上述症状加重。

　　（2）体征为颈部肌肉僵硬，颈部活动受限，棘突压痛阳性，椎间孔挤压试验阳性，颈神经根牵拉试验阳性，压颈试验阳性。

3. 椎动脉型颈椎病

（1）症状为患者颈部突然旋转或转头时可出现眩晕、恶心、呕吐、四肢无力，严重时导致跌倒等症状，发作时意识清楚，休息后缓解。

（2）体征为椎动脉扭转试验阳性。

4. 交感型颈椎病

（1）症状主要表现为交感神经紊乱。可出现头晕、头痛、恶心、呕吐、耳胀、耳鸣、视物不清、眼部酸痛、颈部肌肉酸痛、心动过缓或心动过速、心律不齐等。

（2）体征为血压、心率变化，颈椎及椎旁压痛阳性。

5. 脊髓型颈椎病

（1）症状主要表现为双下肢沉重、无力，伴随疾病进展，出现踩棉花感，步态不稳，严重者可伴大小便失禁。

（2）体征为四肢受累平面以下感觉减退，肌力下降，肌肉萎缩，肌张力增强，腱反射亢进，病理征阳性。

6. 混合型颈椎病

合并上述两种或两种以上类型的颈椎病称为混合型颈椎病。

（二）影像学检查

1. 颈型颈椎病

X 线检查常提示颈椎生理曲度改变，无明显椎间隙狭窄等。少数患者可见轻度椎体阶梯样改变或轻度椎间隙狭窄。

2. 神经根型颈椎病

X 线检查常提示颈椎生理曲度改变，椎体前后缘骨质增生、钩椎关节、小关节增生，椎间孔和椎间隙狭窄，前纵韧带、项韧带钙化等。

3. 椎动脉型颈椎病

X 线检查常提示颈椎失稳，钩椎关节增生。椎动脉造影检查时部分患者存在椎动脉弯曲、扭转等表现。

4. 交感型颈椎病

影像学检查通常无特异性改变。

5. 脊髓型颈椎病

X 线检查可见颈椎后缘增生、椎间隙狭窄、椎管狭窄等表现。MRI 可表现为脊髓或硬膜囊受压、变形，颈椎曲度异常、椎体后缘增生以及椎间盘膨出、突出、脱出等表现，少数 T2WI 像可见脊髓内异常信号影、黄韧带肥厚等改变。

6. 混合型颈椎病

混合型颈椎病与合并的颈椎病影像学表现相一致。

（三）电生理检查

电生理检查适用于以肌肉无力、麻木等症状为主要表现的神经根型颈椎病患者，主要为明确受累的节段，与神经变性、侧索硬化等神经内科疾病相鉴别。

三、康复评定

（1）临床评估：颈椎功能障碍指数（NDI）量表、颈椎 JOA 评分。

（2）疼痛评分：疼痛数字评价量表（NRS）、面部表情疼痛量表（FPS）、言语描述量表（VRS）、视觉模拟法（VAS）、压力测痛法。

（3）感觉评估、反射评估。

（4）运动功能评估：姿势评估、关节活动度评估、肌力评估、步态评估。

（5）日常生活活动能力评估：改良 Barthel 指数评分、功能独立性评定。

（6）心理学评估：焦虑筛查、抑郁筛查。

四、一般治疗

注意休息，避免长时间低头，避免长时间保持同一种姿势，避免可能加重症状的动作，急性期症状严重可适当卧床休息，选择合适的睡枕，调整枕高（10~15cm 为宜）。

五、康复治疗

（一）物理因子治疗

1. 治疗作用

改善颈部血液循环，消炎止痛，缓解肌肉痉挛，松解粘连，调节自主神经功能、促进颈椎功能恢复。

2. 处方举例

（1）超短波疗法：微热量，气距 3cm，中方极，颈部痛区前后对置，10 分钟 / 次，1 次 / 日，7~14 次为一疗程。

（2）超声波导入：脉冲慢移法，1.2~1.5W/cm²，颈椎间盘突出节段，10 分钟 / 次，1 次 / 日，7~14 次为一疗程。

（3）微波疗法：30%~40%，脉冲式，圆形辐射器，颈椎受累节段，气距 15cm，15 分钟 / 次，1 次 / 日，7~14 次为一疗程。

（4）干扰电疗法：差频为 90~100Hz 及 0~100Hz，吸附电极 ×4，患侧颈后、上臂外侧、前臂外侧及手背交叉放置，耐受量，20 分钟 / 次，1 次 / 日，7~14 次为一疗程。

（5）蜡疗（蜡饼法）：温热量，置于颈后部痛区及上臂外侧，各 20 分钟 / 次，1 次 / 日，7~14 次为一疗程。

（6）磁疗：62mT，置于颈后部痛区及上肢痛区，各 20 分钟 / 次，1 次 / 日，7~14 次为一疗程。

（二）颈椎牵引

1. 治疗作用

缓解颈肌痉挛，松解软组织粘连，改善和恢复颈椎正常生理弯曲，增大椎间隙，解除神经根刺激及压迫。

2. 处方举例

颈椎牵引：6 kg（10% 体重）始，间歇牵引，仰卧位，20 分钟 / 次，1 次 / 日，7~14 次为一疗程。可根据病情进行调整。

（三）运动疗法

1. 治疗作用

运动疗法适用于各型颈椎病症状缓解期及术后恢复期患者。目的是通过锻炼加强颈肩部肌群肌肉力量，加强颈椎的柔韧性和稳定性。

适度运动有利于颈椎病症状的减轻，但不推荐提高颈椎活动度的高强度运动。注意脊髓型颈椎病患者进行运动疗法时，避免颈过伸、过屈及突然旋转的动作，以避免造成脊髓损伤。

2. 处方举例

麦肯基运动疗法+颈部深层肌肉训练：20分钟/次，1次/日，7~14次为一疗程。

（四）手法治疗

手法治疗的目的是改善关节功能，缓解痉挛，减轻疼痛。

手法治疗是以颈椎骨关节的生物力学及解剖原理为基础，针对其病理改变，通过操作者的双手对颈椎及颈椎周围小关节采用推动、牵拉等手法进行被动活动治疗。应特别注意的是，无论采用何种手法，均必须轻柔、缓慢且慎重操作，避免突然旋转等可能加重症状或导致脊髓损伤风险的手法。

（五）中医传统疗法

中医传统疗法包括按摩、推拿、正骨疗法、针灸疗法，以及其他传统疗法，例如火罐、药枕、中药外敷等。

（六）矫形支具

颈椎病临床症状明显，外伤后处于急性期或乘坐高速交通工具的患者，可以佩戴颈围、颈托来固定和保护颈部。它能够保护颈椎，防止颈椎过度活动，减轻疼痛等症状。

（七）药物治疗

（1）缓解肌肉紧张：如盐酸乙哌立松片等。

（2）止痛消炎：如布洛芬、双氯芬酸钠等药物。

（3）营养神经：如甲钴胺、维生素 B_1 和维生素 B_{12} 注射液等。

（4）扩张血管和改善血管功能：如银杏注射液、丹参川芎嗪注射液等。

（5）调节自主神经功能：如谷维素等。

（6）中药：如天麻片、颈复康颗粒、尪痹冲剂等具有活血化瘀、舒筋止痛、祛风散寒除湿作用的中药制剂。

（7）注射疗法：常用糖皮质激素及局部麻醉药物进行局部痛点注射、星状神经节注射及硬膜外颈神经根阻滞等。

（八）手术治疗

对于反复发作，临床症状逐渐加重且保守治疗无效的颈椎病患者，以及脊髓型颈椎病出现脊髓受压症状且症状进行性加重的患者，可考虑手术治疗。

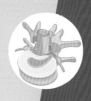

第二章
腰部常见疾病

第一节　腰部急性损伤

一、病因与流行病学

　　腰部急性损伤的病因为腰部用力不当、扭伤或有外伤史，包括脊椎、脊柱骨性关节及周围软组织损伤，脊髓病变，内脏器官疾患，心理因素等。腰部急性损伤是临床常见病、多发病，目前，据文献报道其发病率高达 90%，且有逐年上升的趋势。该病复发率高，男女无差异。

二、诊断要点

（一）病　程

　　出现腰部疼痛，病程常小于 1 周。

（二）症　状

　　腰部局部疼痛、肿胀或肌肉痉挛。

（三）体　征

　　（1）腰部活动受限：因疼痛导致腰椎生理活动度减小或消失，前屈或向患侧侧屈时明显受限，强制活动时疼痛加重。

　　（2）压痛与放射痛：深压病变的椎体棘突旁时，局部有明显疼痛并可伴有或不伴有放射痛。

（四）影像学检查

1. X 线检查

非特异性表现为腰椎生理曲度正常、变直或消失。

2. CT 检查

CT 检查可表现为腰部急性损伤，受累肌肉肿胀，呈片状低密度。

3. MRI 检查

早期损伤部位软组织肿胀，肌间隙模糊，T1WI 呈低信号，T2WI 呈高信号。

三、康复评定

（1）临床评估：Oswestry 功能障碍指数、腰椎 JOA 评分。

（2）疼痛评分：疼痛数字评价量表（NRS）、面部表情疼痛量表（FPS）、言语描述量表（VRS）、视觉模拟法（VAS）、压力测痛法。

（3）感觉评估、反射评估。

（4）运动功能评估：姿势评估、脊柱侧弯评估、关节活动度评估、肌力评估、步态评估。

（5）日常生活活动能力评估：改良 Barthel 指数评分、功能独立性评定。

（6）心理学评估：焦虑筛查、抑郁筛查。

四、一般治疗

注意休息，避免长时间弯腰，保持同一种姿势，避免可能加重症状的动作，急性期疼痛明显可佩戴腰围，待疼痛缓解后加强腰背肌锻炼。

五、康复治疗

（一）物理因子治疗

1. 治疗作用

消炎，止痛，缓解肌肉痉挛，恢复腰椎功能。

2.处方举例

（1）超短波疗法：无热量，气距 3cm，中方极，腰骶部痛区前后对置，10 分钟 / 次，1 次 / 日，7~14 次为一疗程。

（2）超声波疗法：脉冲慢移法，1.2~1.5W/cm²，腰部受累节段，10 分钟 / 次，1 次 / 日，7~14 次为一疗程。

（3）干扰电疗法：差频为 90~100Hz 及 0~100Hz，吸附电极 ×4，腰痛区域交叉放置，耐受量，20 分钟 / 次，1 次 / 日，7~14 次为一疗程。

（4）磁疗：62mT，腰部痛区，20 分钟 / 次，1 次 / 日，7~14 次为一疗程。

（5）冷疗：腰部损伤区，3~5 分钟 / 次，2~3 次 / 日。

（二）运动疗法

急性腰扭伤疼痛症状明显时须以休息为主，保持正常活动，不推荐应用力量训练等治疗方法。急性期后可使用运动疗法缓解疼痛，以维持肌肉力量及稳定性为主。临床常用的运动疗法包括以下几方面。

（1）脊柱柔韧性训练。

（2）麦肯基脊柱力学治疗法。

（3）核心稳定性训练 / 运动控制。

（4）肌肉力量训练，腰背肌和腹肌肌力训练等。

（5）太极拳。

（三）手法治疗

手法治疗是以腰肌生物力学的原理为治疗基础，针对其病理改变，通过操作者的双手对腰部肌肉、小关节、脊柱等进行推动、牵拉、旋转等手法进行被动活动治疗，以达到改善关节功能、缓解痉挛、减轻疼痛的目的。主要手法有 Maitland 脊柱关节松动技术、mulligan 动态关节松动技术。指南推荐急性腰痛采用关节松动术治疗。

（四）中医传统疗法

中医传统疗法包括按摩、推拿、正骨疗法，针灸疗法及其他传统疗法，例如火罐、药枕、中药外敷等。

（五）药物治疗

可短期口服塞来昔布、氨酚曲马多等止痛药，以减轻疼痛。盐酸乙哌立松可降低肌肉张力。对局部有明确痛点者,可使用利多卡因进行局部封闭治疗。

第二节　腰肌劳损

一、病因与流行病学

腰肌劳损的主要病因包括腰部外伤,长期保持同一种姿势,反复的轻微损伤,腰部不当用力、体育等职业性损伤。缺乏运动、肥胖、吸烟等是易患因素。腰肌劳损发病率在 80% 以上。腰肌劳损占腰痛患者的 60% 以上,常发生于青中年,男性多于女性。

二、诊断要点

(一)症　状

腰部酸困疼痛发沉,腰肌紧张,不能久坐久站,不能久行久卧,长期保持同一姿势时可诱发疼痛或导致疼痛加重,休息后略有缓解。

(二)体　征

(1)腰椎曲度:腰椎生理曲度可正常、减小或消失,或有侧弯畸形。

(2)腰部活动受限:前屈、侧屈、背伸活动可受限,强制活动时可加重疼痛症状。

(3)压痛与放射痛:腰部疼痛区域可触及结节或竖脊肌痉挛。

(三)影像学检查

1. X 线检查
腰椎生理曲度可正常、变直或消失,可有腰椎侧弯,也可无明显阳性结果。

2. CT 检查
炎性或损伤时均表现为受累肌肉肿胀,呈片状低密度,肌间隙和脂肪层可能出现模糊。

3. MRI 检查

腰椎生理曲度可正常、变直或消失，也可有腰椎侧弯。

三、康复评定

（1）临床评估：Oswestry 功能障碍指数、腰椎 JOA 评分。

（2）疼痛评分：疼痛数字评价量表（NRS）、面部表情疼痛量表（FPS）、言语描述量表（VRS）、视觉模拟法（VAS）、压力测痛法。

（3）感觉评估、反射评估。

（4）运动功能评估：姿势评估、脊柱侧弯评估、关节活动度评估、肌力评估、步态评估。

（5）日常生活活动能力评估：改良 Barthel 指数评分、功能独立性评定。

（6）心理学评估：焦虑筛查、抑郁筛查。

四、一般治疗

注意休息，避免长时间弯腰，避免长时间保持同一种姿势，避免做可能加重症状的动作。

五、康复治疗

（一）物理因子治疗

1. 治疗作用

物理因子治疗具有消炎镇痛、松解粘连、放松痉挛肌肉、增强腰背肌力量，提高脊柱稳定性的作用。

2. 处方举例

（1）干扰电疗法：差频为 90~100Hz 及 0~100Hz，吸附电极 ×4，腰痛区域交叉放置，耐受量，20 分钟 / 次，1 次 / 日，7~14 次为一疗程。

（2）蜡疗（蜡饼法）：温热量，置于腰部，20 分钟 / 次，1 次 / 日，7~14 次为一疗程。

（3）磁振热治疗仪：中热量，置于腰部痛区，20分钟/次，1次/日，7~14次为一疗程。

（4）中频脉冲电疗法：锻炼肌肉处方，$50cm^2 \times 2$，双侧腰肌并置，运动阈，20分钟/次，1次/日，7~14次为一疗程。

（5）深层肌肉刺激疗法（DMS）：在竖脊肌或痛区移动，3~5分钟/次，1次/日，7~14次为一疗程。

（二）运动疗法

运动疗法的目的主要在于缓解疼痛，放松肌肉，缓解肌肉痉挛，改善腰椎关节活动度，增强核心肌力，矫正姿势问题和最终改善功能状态。临床常用的运动疗法包括以下几方面。

（1）肌力训练：包括躯干肌力训练、髋部肌力训练等。

（2）有氧运动：包括步行运动、深水跑步等。

（3）核心稳定性训练/运动控制：包括悬吊训练、压力生物反馈训练、健身球训练等。

（4）牵伸训练和柔韧性训练：牵伸易于缩短的肌肉，如髂腰肌、腰背肌等。

（5）本体感觉神经肌肉促进技术（PNF）。

（6）麦肯基力学疗法。

（7）水中运动。

（8）高强度间歇训练。

（9）呼吸训练。

（10）其他：包括太极拳、气功、瑜伽、普拉提等。

（三）手法治疗

手法治疗的目的是改善关节功能，缓解痉挛，减轻腰部疼痛，改善腰肌功能状态。以腰肌生物力学的原理为治疗基础，针对其病理改变进行腰部肌肉、小关节、脊柱等手法被动活动的治疗。手法治疗应缓慢柔和，避免可使症状加重或导致腰椎间盘突出的风险。

（四）中医传统疗法

中医传统疗法包括推拿、正骨疗法、针灸疗法及其他传统疗法，例如火罐、药枕、中药外敷等。

（五）药物治疗

（1）非甾体抗炎药：如双氯芬酸钠、塞来昔布、美洛昔康、布洛芬。

（2）阿片类：如吗啡缓释片、氨酚羟考酮。

（3）肌肉松弛剂：如盐酸乙哌立松。

第三节　腰椎关节突综合征

一、病因与流行病学

腰椎关节突综合征又称腰椎小关节紊乱，是指因姿势不良或突然改变体位引起腰背肌肉撕裂伤或脊柱小关节错位，腰椎关节突关节后缘的间隙张开，使关节内产生一定负压，吸入关节滑膜，滑膜被嵌顿在关节面之间，形成腰椎后关节错位或滑膜嵌顿。腰椎关节突关节是脊柱唯一的滑膜关节，有维持节段稳定性的作用，协同椎间盘一起协助腰椎运动，其特殊的解剖结构决定了其独特的生物力学特点。此疾病中年人多见，女性发病率高于男性。

二、诊断要点

（一）症状与体征

1.急性腰椎关节突综合征

（1）急性腰椎关节突综合征常有腰部急性"闪扭"外伤史，症状为腰部剧烈疼痛或单、双侧腰肌酸胀痛，甚至臀部、骶尾部或大腿后部牵扯痛。剧痛可随关节突关节错位复位或嵌顿解除自行缓解或消除。

（2）体征为腰部活动明显受限，腰肌痉挛或僵硬，急性期明显，此时压痛点往往不易查出。腰肌痉挛逐步缓解后，可有棘突或椎旁关节突部位压痛。一般无神经根刺激性体征，直腿抬高试验可呈阳性。

2.慢性腰椎间小关节损伤

（1）患者有长期慢性劳损或反复腰部扭伤史。多呈持续性钝痛，晨起时重，活动后可有所减轻，腰部后伸活动受限，前屈正常。若关节囊有水肿，则可并发坐骨神经痛。

（2）体征为腰部生理弯曲消失，病变部关节突关节可有深压痛、叩痛或传导痛。

（二）影像学检查

1. X 线平片

急性腰椎关节突综合征的影像学检查多无特征性改变。慢性腰椎间小关节损伤早期显示小关节间隙狭窄、松动，渐而于关节突起处增生，形成尖形骨刺。损伤后期关节可呈肥大性改变，周边可有明显骨质增生，受损关节面骨质变致密，导致椎间孔变小。

2. CT 检查

慢性腰椎间小关节损伤可在横断面上十分清晰地显示小关节病变的程度及其与根管、椎管之间的关系。

注意：对于任何影像学检查，均须结合病史、症状和体征，医生才能作出最后诊断。

三、康复评定

（1）临床评估：Oswestry 功能障碍指数、腰椎 JOA 评分。

（2）疼痛评分：疼痛数字评价量表（NRS）、面部表情疼痛量表（FPS）、言语描述量表（VRS）、视觉模拟法（VAS）、压力测痛法。

（3）感觉评估、反射评估。

（4）运动功能评估：姿势评估、脊柱侧弯评估、关节活动度评估、肌力评估、步态评估。

（5）日常生活活动能力评估：改良 Barthel 指数评分、功能独立性评定。

（6）心理学评估：焦虑筛查、抑郁筛查。

四、康复治疗

（一）急性腰椎关节突综合征

1. 制　动

腰椎关节突综合征急性发作期腰痛剧烈时可短时间卧床休息或佩戴腰围。

2. 物理因子治疗

1）治疗作用

改善局部血液循环，减轻炎症反应、消肿、止痛、缓解肌肉痉挛等。

2）处方举例

（1）超短波疗法：无热量，气距 3cm，中方极，腰骶部痛区前后对置，10 分钟 / 次，1 次 / 日，7~14 次为一疗程。

（2）超声波治疗：脉冲式慢移法，$1.2~1.5W/cm^2$，腰部疼痛区，10 分钟 / 次，1 次 / 日，7~14 次为一疗程。

（3）干扰电疗法：差频为 90~100Hz 及 0~100Hz，吸附电极 ×4，于腰部疼痛区交叉放置，耐受量，20 分钟 / 次，1 次 / 日，7~14 次为一疗程。

（4）旋磁：62mT，腰部痛区，20 分钟 / 次，1 次 / 日，7~14 次为一疗程。

3. 腰椎牵引

1）治疗作用

缓解肌肉痉挛，松解软组织粘连，改善和（或）恢复腰椎正常生理弯曲，增大椎间隙，解除神经根刺激及压迫。

2）处方举例

腰椎牵引：自 30%~50% 体重始，间歇牵引，仰卧位，屈髋屈膝，20 分钟 / 次，1 次 / 日，7~14 次为一疗程。

4. 手法治疗

常用的整复手法包括坐位与侧卧位斜扳法和背负法，以解除关节突错位或滑膜嵌顿。

5. 局部封闭或注射疗法

可用醋酸氢化可的松或泼尼松龙 20~40mg 加 1%~2% 普鲁卡因注射液 5~10mL 局部痛区注射，5~7 天 / 次，可连用 2~3 次。

6. 矫形支具

急性期可佩戴腰围限制腰椎过度活动，缓解局部肌肉痉挛，减轻腰痛症状。

（二）慢性腰椎间小关节损伤

1. 物理因子治疗

1）治疗作用

改善循环，消炎镇痛，松解软组织粘连，改善腰椎功能。

2）处方举例

（1）微波疗法：30%~40%，脉冲式，圆形辐射器，腰部受累节段，距15cm，15分钟/次，1次/日，7~14次为一疗程。

（2）超声波治疗：脉冲式慢移法，1.2~2.5W/cm²，腰部受累节段，10分钟/次，1次/日，7~14次为一疗程。

（3）干扰电疗法：差频为90~100Hz及0~100Hz，吸附电极×4，于腰部痛区交叉放置，耐受量，20分钟/次，1次/日，7~14次为一疗程。

（4）磁疗：62 mT，腰部痛区，20分钟/次，1次/日，7~14次为一疗程。

（5）蜡疗（蜡饼法）：温热量，腰部痛区放置，各20分钟/次，1次/日，7~14次为一疗程。

（6）红外线治疗：温热量，距皮肤50cm，腰部痛区，15~20分钟/次，1次/日。

2. 腰椎牵引

参照"急性腰椎关节突综合征"。

3. 运动疗法

运动疗法主要以腰背肌肌力训练为主（参见第四节"腰椎间盘突出症"中的"运动疗法"）。

第四节　腰椎间盘突出症

一、病因与流行病学

腰椎间盘突出症是指因腰椎间盘变性、纤维环破裂、髓核突出刺激或压迫腰骶神经根、马尾神经所引起的一种综合征，是腰腿疼痛最常见的原因之一。L4~L5、L5~S1椎间盘突出发病率占90%~96%，多个腰椎间盘同时发病者仅占5%~22%。20~50岁患者约占80%，20岁以下患者仅有6%。腰椎间盘突出症主要是由于椎间盘退行性变、腰部外伤或工作、生活中反复的轻微损伤导致髓核突出而产生的症状。职业、体育锻炼、遗传也与此病的发生有关。

二、诊断要点

（一）症　状

多数患者有腰扭伤或腰痛病史，主要表现为腰背痛、下肢放射痛以及下肢麻木感。腹压增高时下肢痛可加剧，重症时患者卧床不起、翻身困难。严重者伴有下肢肌无力以及肌萎缩。中央型椎间盘突出患者严重时会出现大小便异常或失禁。

（二）体　征

（1）腰椎曲度异常：腰椎生理曲度减小或消失，或有侧弯畸形。

（2）腰部活动受限：前屈或向患侧侧屈活动明显受限，强制活动时可加重疼痛症状。

（3）压痛与放射痛：深压椎间盘突出部位的椎体棘突或棘突旁时，局部有明显疼痛并可伴有放射痛，沿坐骨神经的走行可有压痛。

（4）运动和感觉异常：坐骨神经受累时，足踝背伸肌力减弱。病程较长者，常有足背肌萎缩。股神经受累时，股四头肌肌力减弱，肌肉萎缩。皮肤感觉在初期为感觉过敏，之后感觉迟钝或消失。感觉改变区域与受累神经根相关。

（5）腱反射改变：L5~S1 神经根受压时，跟腱反射迟钝或消失；L3~L4 神经根受压时，膝反射迟钝或消失。

（6）直腿抬高试验或加强试验阳性：直腿抬高 60° 以内即可出现坐骨神经痛，称为直腿抬高试验阳性。直腿抬高试验阳性时，缓慢降低患肢高度，待疼痛消失，再被动背屈踝关节以牵拉坐骨神经，再次出现疼痛称为加强试验阳性。

（7）屈颈试验与颈静脉压迫试验（Naffziger 征）：呈阳性。

（8）股神经牵拉试验：呈阳性。

（三）影像学检查

1. X 线检查

腰椎生理曲度消失，腰椎侧弯。部分患者可见单个或多个节段腰椎间隙前窄后宽。大多数患者伴有脊柱退行性改变。同时可排除局部结核、肿瘤等导致腰骶神经痛的疾病。

2. CT 检查

可见椎间盘髓核向后侧方突出，压迫硬膜囊或神经根。同时可显示是否有椎管及侧隐窝狭窄等情况。

3. MRI 检查

可显示椎间盘髓核突出及压迫硬膜囊或神经根等情况。同时可鉴别有无椎管内肿瘤、椎管狭窄等其他疾病。

注意：对于任何影像学检查，均必须结合病史、症状和体征，医生方能作出最后诊断。

三、康复评定

（1）临床评估：Oswestry 功能障碍指数、腰椎 JOA 评分。

（2）疼痛评分：疼痛数字评价量表（NRS）、面部表情疼痛量表（FPS）、言语描述量表（VRS）、视觉模拟法（VAS）、压力测痛法。

（3）感觉评估、反射评估。

（4）运动功能评估：姿势评估、脊柱侧弯评估、关节活动度评估、肌力评估、步态评估。

（5）日常生活活动能力评估：改良 Barthel 指数评分、功能独立性评定。

（6）心理学评估：焦虑筛查、抑郁筛查。

四、分　型

腰椎间盘突出症因侧重点不同，分型方法较多，根据突出程度及影像学特征，可分为以下 5 型。

（一）膨出型

纤维环部分破裂，但表面光滑完整，髓核因压力向椎管局限性隆起，此型大多可缓解或治愈。

（二）突出型

纤维环完全破裂，髓核突向椎管，但未突破后纵韧带，此型严重者常需手术。

（三）脱出型

髓核穿破后纵韧带，如菜花状，但根部仍在椎间隙内，常需手术治疗。

（四）游离型

大块髓核组织突破纤维环及后纵韧带，完全突入椎管内，与原椎间盘脱离，常需手术治疗。

（五）Schmorl 结节及经骨突出型

Schmorl 结节是指髓核经上下软骨板的先天或后天裂隙突入椎体松质骨内；后者指髓核向前纵韧带方向突出，形成椎体前缘游离骨块，此型两种突出无神经压迫症状，无需手术治疗。

五、康复治疗

（一）卧床休息

急性期疼痛剧烈时可指导患者短时间卧床休息，一般以 2~3d 为宜，绝对卧床最好不超过 1 周，不建议长期卧床。

（二）物理因子治疗

1. 治疗作用

物理因子治疗可改善局部血液循环，减轻局部无菌性炎症，减轻水肿，缓解疼痛，松解粘连，兴奋神经肌肉。

2. 处方举例

（1）超短波疗法：无热量（急性期），气距 3cm，中方极，腰痛区前后对置，10 分钟 / 次，1 次 / 日，7~14 次为一疗程。

（2）超声波治疗：脉冲式慢移法，1.2~1.5W/cm^2，腰椎间盘突出节段，10 分钟 / 次，1 次 / 日，7~14 次为一疗程。

（3）干扰电疗法：差频为 90~100Hz 及 0~100Hz，吸附电极 ×4，在患侧腰部、臀部、下肢后侧痛区沿神经走向交叉放置，耐受量，20 分钟 / 次，1 次 / 日，7~14 次为一疗程。

（4）磁振热治疗：中热量（亚急性期及慢性期），腰部痛区放置，20 分钟 / 次，1 次 / 日，7~14 次为一疗程。

（5）红外线疗法：温热量（慢性期），腰部痛区及下肢痛区照射，距 15cm，20 分钟 / 次，1 次 / 日，7~14 次为一疗程。

（三）腰椎牵引

1.治疗作用

腰椎牵引可缓解局部肌肉痉挛，松解软组织粘连，改善腰椎生理曲度，增大椎间隙，解除神经刺激及压迫。

2.处方举例

腰椎牵引：从 30%~50% 体重始，间歇牵引，仰卧位，屈髋屈膝，20 分钟 / 次，1 次 / 日，7~14 次为一疗程。

（四）运动疗法

1.脊柱柔韧性训练

患者坐位，保持骨盆不动，放松腰背肌肉，进行腰椎屈、伸、左右侧弯及左右旋转运动。运动速度平稳缓慢，幅度逐渐增大，避免引起疼痛感觉。

2.腰背肌和腹肌肌力训练

疼痛症状初步消退后宜尽早开始卧位腰背肌和腹肌肌力训练，此时宜进行腰背肌和腹肌的等长收缩训练，或以恢复生理曲度为终止点的动力性训练，避免腰椎过屈或过伸的动作。症状进一步好转时，再进一步进行腰背肌和腹肌训练，原则上腰背肌和腹肌同时训练，以求脊柱前后肌力平衡且同时增强肌力，但具体应根据腰椎曲度、骶骨前倾角大小及腰背肌、腹肌肌力比值大小而有所偏重。运动训练应每天进行，至少持续 3 个月，以后适当进行巩固性训练。神经根症状消失后应开始恢复脊柱活动度的训练。具体训练方法参见核心肌力训练章节。

3.麦肯基疗法

参见第二章第二节相关内容。

4.脊柱保健

脊柱保健包括拉伸坐、体态矫治、瑜伽等。

（五）手法治疗

腰痛治疗的常用方法之一，主要是缓解疼痛，改善脊柱活动度。一般常用的方法为：患者俯卧位，治疗师于局部采用揉、滚、推、一指禅推、拔、穴位点按、掌压、下肢牵拉与拔伸、侧扳等手法，手法先轻而缓，后重而快，最后又用轻手法结束。15~20 分钟 / 次，1 次 / 日，20 次为 1 疗程。

（六）中医传统疗法

中医传统疗法通过辨证施治，能够起到通经止痛、活血祛瘀的作用。

1. 针灸电针

常选用 T12~L5 的夹脊穴，以及上髎、中髎，下肢选秩边、委中、承山、光明等穴位。

2. 推拿疗法

推拿疗法是治疗腰椎间盘突出症的有效疗法，该方法相对安全，常采取背部痛区揉摩法、按压法及滚法。

（七）药物治疗

可口服塞来昔布、氨酚曲马多等止痛药，以减轻疼痛；对局部有明确痛点者，可使用利多卡因进行局部封闭治疗；严重者可用骶管、硬膜外封闭治疗。

（八）矫形支具

对于腰痛临床症状明显、外伤后急性期可以佩戴腰围来保护腰椎。但腰围佩戴时间一般不超过1个月，佩戴期间根据腰痛缓解症状，积极进行腰腹部肌力训练。

（九）手术治疗

手术治疗适用于腰椎间盘突出症状严重，反复发作且进行性加重，经半年以上非手术治疗无效，影响工作和生活者；或有明显的神经受累表现者，其中，中央型椎间盘突出有马尾神经损伤、括约肌功能障碍者，应及早进行手术。手术方式有常规开放手术及微创手术等，均可达到切除病变腰椎间盘髓核，解除神经压迫的目的。

第五节　梨状肌综合征

一、病因与流行病学

梨状肌与坐骨神经的解剖关系密切，大多数情况下坐骨神经总干从梨状肌下方穿过（约占61%），也有各种解剖变异，最常见的是胫神经穿梨状肌下孔，腓总神经穿梨状肌肌腹（占32.89%）。

梨状肌综合征是由于梨状肌紧张、痉挛，导致局部坐骨神经压迫，产生临床刺激症状。本病多见于青壮年，男性多于女性。

二、诊断要点

（一）症　状

臀中部相当于梨状肌投影部位的疼痛，并向股外侧、股后侧、小腿外侧放射。大部分患者有间歇性跛行和下肢痛，蹲位休息片刻可缓解，极少有腰痛症状；亦可有臀部、股部等肌肉萎缩表现。应注意与腰椎间盘突出症鉴别。

（二）体　征

梨状肌紧张试验阳性，将髋内旋时出现疼痛，并向下放射；直腿抬高试验多为阳性，直腿抬高不足 60° 疼痛显著，超过 60° 疼痛减轻；臀部压痛，触诊梨状肌有痉挛，呈条索状或腊肠状，有压痛，并向下放射痛。一般腰椎棘突旁无压痛，脊柱前屈时下肢疼痛加重，后伸时疼痛减轻或缓解。

（三）影像学检查

1. 超声检查

肌骨超声在梨状肌综合征的临床诊断中较为常用，表现为梨状肌横断径增大、形态异常，梨状肌肌外膜粗糙增厚（≥ 3mm），梨状肌下孔狭窄或消失（≤ 8mm），坐骨神经变异或显示不清。

2. MRI 与 CT 检查

臀部 MRI 对梨状肌及坐骨神经的形态学变化的反应对诊断梨状肌综合征有一定的参考价值，同时 MRI、CT 检查可用于肿瘤、结核、腰椎间盘突出症的鉴别诊断。

三、康复评定

（1）临床评估：Oswestry 功能障碍指数、腰椎 JOA 评分。

（2）疼痛评分：疼痛数字评价量表（NRS）、面部表情疼痛量表（FPS）、言语描述量表（VRS）、视觉模拟法（VAS）、压力测痛法。

（3）感觉评估、反射评估。

（4）运动功能评估：姿势评估、脊柱侧弯评估、关节活动度评估、肌力评估、步态评估。

（5）日常生活活动能力评估：改良 Barthel 指数评分、功能独立性评定。

（6）心理学评估：焦虑筛查、抑郁筛查。

四、康复治疗

（一）物理因子治疗

1. 治疗作用

消炎镇痛，缓解梨状肌肌肉痉挛，松解组织粘连，缓解肌肉紧张。

2. 处方举例

（1）超短波疗法：无热量至微热量，气距 3cm，中方极，患侧梨状肌投影区前后对置，10 分钟 / 次，1 次 / 日，7~14 次为一疗程。

（2）干扰电疗法：差频为 90~100Hz 及 0~100Hz，吸附电极 ×4，在患侧臀部及下肢沿坐骨神经走向交叉放置，耐受量，20 分钟 / 次，1 次 / 日，7~14 次为一疗程。

（3）超声波疗法：脉冲式慢移法，$1.2~1.5W/cm^2$，臀部梨状肌投影区，10 分钟 / 次，1 次 / 日，7~14 次为一疗程。

（4）磁振热治疗仪：中热量，臀部梨状肌投影区，20 分钟 / 次，1 次 / 日，7~14 次为一疗程。

（二）运动疗法

坐骨神经的牵伸训练可有效缓解梨状肌紧张，缓解坐骨神经压力，从而达到减轻症状的效果。牵伸训练时应缓慢持续牵伸至患侧臀部，有紧绷感后停留 30s，注意均匀呼吸，可重复 5~10 次。

当疼痛、麻木等症状缓解后，可适当进行梨状肌功能训练，主要动作有钟摆运动、髋部外旋训练等，加强梨状肌力量及耐力，预防复发。训练后仍然应进行梨状肌的拉伸训练，以达到放松的效果。

五、药物治疗

口服消炎镇痛制剂，如氨酚羟考酮、洛索洛芬钠等止痛；外敷消肿止痛贴剂，如扶他林贴、氟比洛芬凝胶贴膏等；局部药物注射封闭，达到缓解疼痛的目的。

六、其他治疗

（一）手法治疗

通过推揉放松等手法放松肌肉、缓解肌肉痉挛，减轻肌肉对坐骨神经的压迫，达到缓解疼痛的目的。

（二）中医传统疗法

针灸、艾灸、拔罐、中成药膏剂敷贴可缓解局部痉挛，止痛。

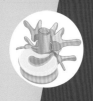

第三章
其他相关疾病

第一节　腰椎管狭窄

一、病因与流行病学

　　腰椎管狭窄症是指因骨性或纤维性增生、椎体移位，导致椎管管腔一个或多个平面狭窄，压迫马尾神经或神经根而产生临床症状的综合征（图4-3-1）。

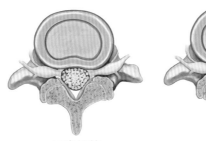

正常椎管　　　　　　　　狭窄椎管

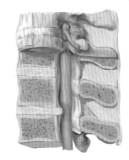

狭窄处形成神经压迫

图 4-3-1

（一）发育性腰椎管狭窄

该类型腰椎管狭窄因先天发育形成，大部分患者在初期可无明显症状，但随着年龄的增加和组织的退化和损伤，椎管狭窄症的症状及体征会随之出现。

（二）后天因素导致的腰椎管狭窄

（1）椎间盘突出：向后突出的椎间盘挤压管腔而导致相应平面椎管狭窄。

（2）黄韧带、后纵韧带肥厚：不稳定的脊柱会使后纵韧带及黄韧带的应力增加，日久则会导致韧带变性、增厚，继而引起椎管管腔狭窄。

（3）小关节增生：退化的小关节伴随着关节软骨的磨损而出现骨质增生，增生的骨质挤压椎管或椎间孔即可导致腰椎管狭窄。

（4）椎体滑脱：发生椎体滑脱时，发生错位的相邻椎体造成相应椎管狭窄。

（5）脊柱外伤：外伤导致的脊柱骨折、脱位形成椎管狭窄。

二、诊断要点

（一）症　状

（1）腰部疼痛，脊柱的后伸比前屈更容易诱发相关症状。

（2）患者通常在步行 100m 左右即可出现腰腿疼痛，呈间歇性跛行，俯身或下蹲休息后症状可较快缓解，继续行走疼痛反复出现。

（3）可出现马尾神经压迫症状，甚至可累及鞍区，严重者表现为二便失禁、性功能障碍甚至下肢不完全性瘫痪等。

（二）体　征

表现为神经根受刺激相关症状体征，包括间歇性跛行，持续性麻木、酸痛、胀痛等，疼痛程度各异，以及相应神经分布区域感觉异常、腱反射异常，甚至肌肉力量减退等。

（三）影像学检查

1. X线检查

主要影像学特征为椎管径变小，相应周围椎板、关节突及椎体等骨性结构的退变或增生。

2. CT、MRI 检查

CT 检查可显示椎管及椎间孔断面形态，MRI 可以清晰显示椎管狭窄程度以及韧带、椎间盘等软组织增生情况，同时可了解脊髓受压程度。临床中通常选择 MRI 作为常规检查。

三、康复评定

（1）临床评估：Oswestry 功能障碍指数、腰椎 JOA 评分。

（2）疼痛评分：疼痛数字评价量表（NRS）、面部表情疼痛量表（FPS）、言语描述量表（VRS）、视觉模拟法（VAS）、压力测痛法。

（3）感觉评估、反射评估。

（4）运动功能评估：姿势评估、脊柱侧弯评估、关节活动度评估、肌力评估、步态评估。

（5）日常生活活动能力评估：改良 Barthel 指数评分、功能独立性评定。

（6）心理学评估：焦虑筛查、抑郁筛查。

四、康复治疗

（一）休 息

在急性发作或症状严重时可适当卧床休息并减少活动，减少局部无菌性炎症的发生，但注意卧床时间不可过长，通常以 1 周左右或症状缓解为限，之后应逐步进行适当的腰背肌活动训练。

（二）物理因子治疗

1. 治疗作用

物理因子治疗可改善局部炎症反应、缓解组织水肿，减轻压迫、使疼痛缓解；减少局部软组织炎症反应引起的局部粘连等症状。

2. 治疗处方

（1）超短波疗法：微热量，距 3cm，中方极，腰部腰椎受累区前后对置，10 分钟 / 次，1 次 / 日，7~14 次为一疗程。

（2）超声波疗法：脉冲慢移法，1.2~1.5W/cm²，腰后痛区，10 分钟 / 次，1

次 / 日，7~14 次为一疗程。

（三）运动疗法

在急性期过后，逐步开展加强腰腹核心肌力的运动疗法，注意循序渐进原则，可主动收缩配合低频脉冲电刺激完成。核心稳定性训练是预防和延缓进展的重中之重，适用于非急性期患者，也适用于还未出现相关症状的人群。

（四）手术治疗

手术治疗适用于症状较重且保守治疗 6 个月以上无效者、症状进行性加重者、严重影响生活、工作者；明显出现神经根传导障碍，尤其出现肌肉无力、萎缩者，多考虑手术治疗。术前、术后同样需要康复治疗的介入，可提高恢复效果及延缓新的病变发生。

第二节　脊柱骨折

一、病因与流行病学

脊柱在整个骨骼系统中应力较大，脊柱骨折占全身骨折的 5%~6%，以胸腰椎应力集中部位多见，颈部下段椎体也属于常见部位。脊柱骨折可分为稳定型骨折和不稳定型骨折，椎体单纯性楔形压缩性骨折压缩程度不超过原有高度 1/3 称为稳定性骨折，合并脱位、附件骨折，甚至严重粉碎性骨折称为不稳定性骨折。脊柱保护着脊髓，脊柱骨折严重可导致脊髓损伤，影响患者的远期日常生活能力和劳动能力。从骨折早期到骨折完全愈合后，应进行合理的康复治疗，使患者的活动能力及骨骼肌肉强度得到最大限度的恢复。本节内容主要为单纯性无脊髓损伤的脊柱骨折。

二、诊断要点

（一）病　史

患者常有车祸、高处坠落、重物砸伤等严重的外伤史，老年人也可因日常活动导致脊柱压缩性骨折。

（二）症　状

椎体损伤部位剧烈疼痛，相应部位肌肉痉挛，患者不能独立翻身、坐立。

（三）体　征

严重者可见脊柱后凸畸形；轻者可触及损伤区棘突向后成角畸形；局部多伴有压痛和叩击痛；早期双下肢屈髋肌力降低，应注意考虑有无神经损伤（脊髓损伤时可出现相应神经系统体征）。

（四）影像学检查

1.X 线检查

X 线检查为首选影像学检查。侧位片可显示椎体楔形改变或压缩的程度，椎体前方边缘骨连续性中断，椎体后部可向后呈弧形突出；骨折合并脱位时椎体可有相对前后移位或关节突骨折。正位片提示椎体整体压缩或呈楔形变，其两侧的骨连续性中断或有侧方移位。

2.CT 检查

CT 检查可更全面地了解骨折的程度、形态以及椎管有无受累。同时应注意有无椎板、关节突或横突骨折等变化。

3.MRI 检查

MRI 检查有助于显示是否存在脊髓损伤，此外还可以帮助判断无明显骨折变形但是存在骨髓水肿的骨小梁型骨折。

三、康复评定

（一）分　类

脊柱骨折分为稳定性骨折和不稳定性骨折。稳定性骨折为结构性较稳定的单纯骨折，多无脊髓或马尾神经受累。不稳定性骨折为脊柱受较为严重的暴力损伤后发生的骨折或合并脱位及韧带复合结构受损的骨折。

（二）腰椎稳定性的测定

通过 X 线正、侧位片，以上下椎体侧方、前后方的相对位移程度进行评估，位移＜ 25% 为稳定性骨折；位移＞ 25% 为不稳定性骨折。

（三）疼痛评定

疼痛评定包括疼痛数字评价量表（NRS）和压力测痛法等。

（四）骨折后感觉、运动功能评定

骨折后感觉、运动功能评定包括肢体关节活动度评定、肢体围度测量、肌力评定、感觉功能评定等。

（五）日常生活能力评定

日常生活能力评定包括改良 Barthel 指数、功能独立性评定量表（FIM）。

四、康复治疗

（一）稳定性骨折

1. 早　期

（1）卧床休息、制动，对于单纯压缩性骨折患者，可采取如下方法。

·卧硬板床休息 1 周。

·硬板床仰卧位，腰下垫起适当高度枕，目的在于使腰椎保持适当前凸生理曲度，同时缓解局部肌肉紧张。

·佩戴矫形器制动，有助于轴位翻身等。

（2）缓解肌肉痉挛疼痛：超短波治疗、干扰电、经皮神经电刺激治疗等。

（3）局部肌力训练：疼痛缓解后可逐步进行核心肌群等长收缩训练，改善肌肉力量及脊柱稳定性。

（4）预防并发症：长期卧床容易导致肺部感染、肌肉萎缩、关节粘连、压疮、静脉血栓形成等并发症。

2. 中　期

（1）卧位肌力训练：卧床休息的患者在局部疼痛减轻后，佩戴矫形支具进行腰背肌训练。

（2）站立位训练：卧位训练 4~6 周后如无疼痛症状，行影像学检查无特殊异常后可逐步起床站立进行行走等训练。

3. 后　期

骨折愈合后应逐步开始功能强化训练。

（1）腰背部肌肉力量训练：动态训练，适当增加难度及活动量，恢复核心稳定性及肌肉平衡，帮助功能性活动的恢复。

（2）腰椎柔韧性训练：加强脊柱屈伸、旋转的活动度训练。

（3）职业强化训练：针对患者的职业需求开展相关功能训练。

（二）不稳定性骨折

多采用复位固定及椎体融合等手术治疗，术后康复同稳定性骨折。应注意局部有金属植入物的患者相关理疗禁忌，运动功能训练要循序渐进并注意局部活动度的把握。

（三）骨折后腰痛后遗症

1. 运动疗法

运动疗法以增加腰背肌耐力训练为主，低训练强度、高重复次数以增加耐力。

2. 物理因子治疗

1）治疗作用

促进骨折愈合，消炎消肿，缓解止痛，减少瘢痕粘连。

2）处方举例

（1）磁疗：62mT，于骨折区放置，20 分钟 / 次，1 次 / 日，7~14 次为一疗程。

（2）超声波导入：脉冲式慢移法，1.2~1.5W/cm^2，骨折节段，10 分钟 / 次，1 次 / 日，7~14 次为一疗程。

（3）干扰电疗法：差频为 90~100Hz 及 0~100Hz，吸附电极 ×4，以骨折痛区为中心交叉放置，耐受量，20 分钟 / 次，1 次 / 日，7~14 次为一疗程。

（4）蜡疗（蜡饼法）：温热量，于骨折损伤区域，20 分钟 / 次，1 次 / 日，7~14 次为一疗程。

第三节　上交叉综合征

一、病因与流行病学

上交叉综合征和下交叉综合征于 1979 年由著名康复医生杨达提出，是以肌肉失衡为理论基础的静态异常姿势综合征。上交叉综合征多见于长期伏案工作学习的人群，这与现代人们常用电脑工作及长期不良的姿势等有关。长期异常姿势可导致胸部肌肉处于紧张而缩短的状态，同时颈部深层屈肌群及背部肌肉被拉长且力量相对薄弱。典型表现为头部前伸、胸背部脊柱曲度变大、肩部内收，严重者可有颈肩部软组织酸痛、僵硬，甚至出现头晕、上肢麻木等神经症状（图 4-3-2）。

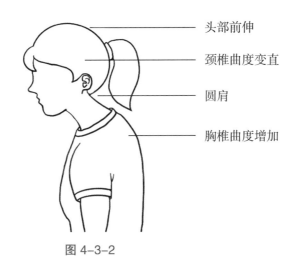

　　　　　　　　　　头部前伸

　　　　　　　　　　颈椎曲度变直

　　　　　　　　　　圆肩

　　　　　　　　　　胸椎曲度增加

图 4-3-2

二、康复评估

　　上交叉综合征可通过观察患者静态姿势特征来判断，侧面观颈部前倾、颈椎曲度变直、胸背部曲度变大，呈现出"C"型脊柱特征，而肩胛骨可有上提或前引。美国运动医学会标准通过以下骨性标志辅助判断：①耳上缘延长线是否通过眼角；②通过两肩峰的冠状面是否与两耳垂冠状面重合；③肩胛骨所在平面是否与冠状面夹角过大；④肩胛骨与脊柱的距离是否过大（肩胛骨过度前引）；⑤颈椎生理曲度是否存在。

三、康复治疗

　　应按照抑制、拉伸、激活、整合训练的步骤来完成姿势的纠正，治疗对象是造成不良姿势的相应肌肉或肌群，目的是使相应肌肉恢复最适宜长度及肌力、肌张力状态以维持正确体态。

（一）抑　制

抑制即松解筋膜，使用按摩棒、泡沫滚轴、筋膜球或深层肌肉刺激疗法（DMS）对目标筋膜及肌肉进行放松。原理是特定强度、量和时间的持续压力可以对肌梭产生一定抑制作用，也就是本步骤中的抑制，同时降低扳机点和痛觉感受器的敏感性。对于自主神经的作用：促进血管扩张继而改善局部循环代谢；调节组织黏滞度，带来更好的肌肉收缩和关节活动度；降低交感兴奋性，减少肌肉的长时间错误收缩，降低过高的肌肉张力。

（二）拉　伸

拉伸包括静态拉伸和本体感觉神经肌肉促进疗法（PNF）拉伸。PNF拉伸可以视为在静态拉伸基础上联合目标肌肉的主动等长收缩，可以促进肌肉放松并且可以完成进一步放松，静态拉伸可一人完成，PNF拉伸则需要在专业医生或治疗师帮助下完成。拉伸可以改善软组织柔韧性，改善关节活动度。禁忌证：急性损伤、肌肉拉伤或撕裂、骨质疏松、急性关节炎等。

（三）激　活

常用的是分离强化训练，即孤立目标肌肉，通过主动的向心等长收缩离心收缩训练，增加目标肌肉内运动单位的募集量，增强同步募集能力。可增加目标肌肉力量而改善不良体态。

（四）整　合

目标肌肉被激活后，通过全身性参与的练习，提高多方神经肌肉控制来增强人体动作的功能，注重稳定系统和特定动作的协同参与，可提高多关节动作中肌肉间的协调性。控制整合训练也需要遵循渐进原则。老年、高血压等特殊人群应注意适度运动，避免劳累等。

（五）目标肌肉

短缩的肌肉包括上斜方肌、肩胛提肌、胸锁乳突肌、胸大肌、胸小肌、肩胛下肌。拉长的肌肉包括斜方肌中下束、菱形肌、前锯肌、冈下肌及深层的屈颈肌群（图4-3-3）。

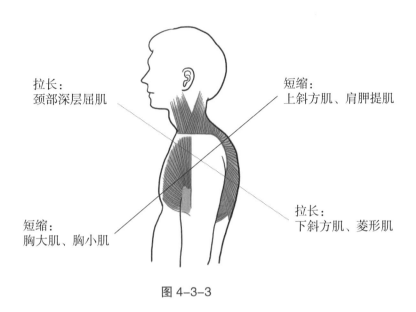

拉长：
颈部深层屈肌

短缩：
上斜方肌、肩胛提肌

短缩：
胸大肌、胸小肌

拉长：
下斜方肌、菱形肌

图 4-3-3

第四节　下交叉综合征

一、病因与流行病学

与上交叉综合征相同，下交叉综合征也是一种静态姿势异常。由于一些肌肉过于紧张、一些肌肉过于松弛，导致骨盆前倾和腰椎前突的特征性异常姿势（图4-3-4）。肌肉紧张和过度拉伸会导致关节稳定性下降，动作不协调和软组织损伤。下交叉综合征中受影响的关节包括腰椎关节突关节、腰骶关节、骶髂关节，下交叉综合征是引起腰痛甚至膝痛的常见原因之一。

在肌肉骨骼解剖功能关系中，腹部肌肉尤其是腹直肌可向上牵拉骨盆，臀部及股后侧肌群可向下牵拉骨盆后部，这两组肌群可使骨盆向上旋转；竖脊肌向上牵拉骨盆后部，带来使骨盆向下旋转的力。当这些肌群处于平衡状态时，可使骨盆处于最佳姿势，而一旦发生肌肉过度紧张或拉长即可导致骨盆姿势异常。骨盆作为连接躯干与下肢的枢纽，骨盆的异常姿势与运动模式会导致全身的姿势与动作的异常（图4-3-5）。

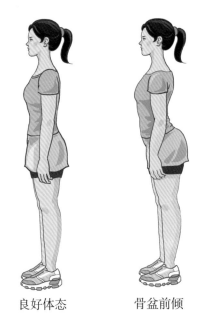

良好体态　　　　骨盆前倾

图 4-3-4

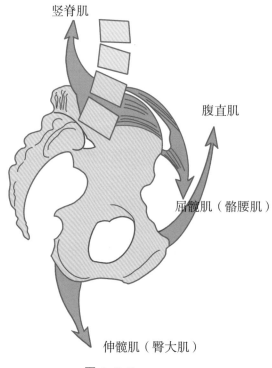

竖脊肌

腹直肌

屈髋肌（髂腰肌）

伸髋肌（臀大肌）

图 4-3-5

二、康复评估

以髂前上棘和髂后上棘连线与水平面作参考，正常的骨盆位置是在人体的中立位置，或者髂前上棘略低于髂后上棘。如果髂后上棘高于髂前上棘超过 5° 以上，可以诊断为骨盆前倾。

三、康复治疗

下交叉综合征的治疗与上交叉综合征相同，即通过抑制、拉伸、激活、整合训练的方法来完成。对紧张的肌肉进行放松、拉伸，以及相关目标肌肉肌力增强训练，最后进行全身性的整合训练。

短缩的肌肉包括竖脊肌、背阔肌、屈髋肌群（腰大肌、髂肌）、髋内收肌、小腿三头肌。

拉长的肌肉包括腹横肌、腹直肌、臀大肌、臀中肌、胫前肌、胫后肌。

第五节　结核与肿瘤

目前，随着医疗技术水平的提升，结核和肿瘤患者的生存率不断上升，复发率不断下降，但患者的后期生活质量仍然是需要关注的问题。康复的介入可改善脊柱结核及肿瘤术后患者的生活质量，尤其是合并神经损伤的患者，康复治疗在整个疾病治疗过程中尤为重要。

结核和肿瘤通常会发生椎体骨质破坏，所以椎体稳定性的维持、神经保护十分重要。因此，在治疗过程中应针对患者的病情制订合理的康复治疗计划，改善预后，提高生活质量，降低并发症的发生（参见第三章第二节"脊柱骨折"）。

参考文献

[1] 陈仲强，刘忠军，党耕町．脊柱外科学 [M]．北京：人民卫生出版社，2013．

[2] 陆廷仁．骨科康复学 [M]．北京：人民卫生出版社，2007．

[3] 唐纳德·A.诺依曼．骨骼肌肉功能解剖学 [M]．刘颖，师玉涛，闫琪，译．2 版．北京：人民军医出版社，2014．

[4] 邵福元，邵华磊．颈肩腰腿痛应用诊疗学 [M]．河南：河南科学技术出版社，2009．

[5] 米德狄屈，奥利弗．脊柱功能解剖学 [M]．赵宇译．2 版．北京：人民军医出版社，2013．

[6] 张红旗．系统解剖学 [M]．上海：复旦大学出版社，2015．

[7] 崔丽英，刘明生，管宇宙．肌电图规范化检测和临床共识 [J]．中华神经科杂志，2008，41（4）：279-283．

[8] 党静霞．肌电图诊断与临床应用 [M]．2 版．北京：人民卫生出版社，2013．

[9] 乔志恒．新编物理治疗学 [M]．北京：华夏出版社，1993：224-249．

[10] 陈景藻．现代物理治疗学 [M]．北京：人民军医出版社，2001：136-159．

[11] 牟翔．西京康复理疗科临床工作手册 [M]．西安：第四军医大学出版社，2012：139-145．

[12] 郭玉德．实用冷冻疗法（第 2 版）[M]．北京：人民卫生出版社，2006：34-50．

[13] 沈滢，张志强．物理因子治疗技术 [M]．北京：人民卫生出版社，2019．

[14] Donelson R . Mechanical diagnosis and therapy for radiculopathy[J]. Physical Medicine & Rehabilitation Clinics of North America, 2011, 22(1):75-89.

[15] 马金，陈庆亮．运动治疗技术 [M]．武汉：华中科技大学出版社，2013：39-53，90-103．

[16] 纪树荣．运动疗法技术学 [M]．北京：华夏出版社，2011：70-92．

[17] 燕铁斌．物理治疗学 [M]．北京：人民卫生出版社，2018：102-105．

[18] 王启才．针灸治疗学 [M]．北京：中国中医药出版社，2003：160-219．

[19] 朱中琏．新针灸学 [M]．南宁：广西人民出版社，1980：521-637．

[20] 陈健尔．中国传统康复技术 [M]．北京：人民卫生出版社，2010：107-125．

[21] 王启才．针灸治疗学 [M]．北京：中国中医药出版社，2003：507-511．

[22] 于天源．推拿学 [M]．北京：中国医药科技出版社，2013：217-218．